我的中医人生

黄衍强　著

全国百佳图书出版单位

中国中医药出版社

·北 京·

图书在版编目（CIP）数据

我的中医人生 / 黄衍强著 .—北京：中国中医药
出版社，2023.8
ISBN 978–7–5132–8153–9

Ⅰ . ①我… Ⅱ . ①黄… Ⅲ . ①白血病—中医治疗法
Ⅳ . ① R273.37

中国国家版本馆 CIP 数据核字（2023）第 080605 号

中国中医药出版社出版
北京经济技术开发区科创十三街 31 号院二区 8 号楼
邮政编码　100176
传真　010–64405721
河北省武强县画业有限责任公司印刷
各地新华书店经销

开本 710×1000　1/16　印张 14.25　字数 154 千字
2023 年 8 月第 1 版　2023 年 8 月第 1 次印刷
书号　ISBN 978 – 7 – 5132 – 8153 – 9

定价　62.00 元
网址　www.cptcm.com

服 务 热 线　010–64405510
购 书 热 线　010–89535836
维 权 打 假　010–64405753

微信服务号　zgzyycbs
微商城网址　https://kdt.im/LIdUGr
官 方 微 博　http://e.weibo.com/cptcm
天猫旗舰店网址　https://zgzyycbs.tmall.com

如有印装质量问题请与本社出版部联系（010–64405510）
版权专有　侵权必究

序

　　时光荏苒，流年似水。人的一生是这么简单，简单到用"成功"和"失败"两个词就可以归纳；人的一生又是这么复杂，复杂到不是一两句话就可以说清。

　　对于淄博延强医院创建人黄衍强来说，简单归纳，他是成功人士；而如果追问他怎么成功，为什么成功，则不是用一两句话就能够概括的。难怪，当他起心要写《我的中医人生》后，写了第一辑，有了第二辑；写了第二辑，又有了第三辑，以致后来再也停不下来，文字从几千字到了几万字，又从几万字到了十几万字，在《淄博晚报》连载1年，为他40多年的从医经历画上了一个完美的句号。

　　读黄院长的《我的中医人生》，让我想起了一首老歌："多少脸孔，茫然随波逐流，他们在追寻什么？为了生活，人们四处奔波，却在命运中交错；多少岁月，凝聚成这一刻，期待着旧梦重圆；万涓成水，终究汇流成河，像一首澎湃的歌。一年过了一年，一生只为这一天，让血脉再相连，擦干心中的血和泪痕，留住我们的根。"

而现在他所做的，正是在命运交错了几十年后，凝聚成这一刻的激扬文字，让心灵歇一歇，让多年的知识积累和感情积累在这一刻释放！

40多年，是他从医人生的一个驿站，他只是在这里回了一下头，却没有驻足，又继续前行！而就是这短短的一回眸，他却留下了洋洋洒洒十几万的激扬文字，有倾吐、有诉说、有总结、有寄托……给人启迪！

人生是一把琴，岁月是一首歌。每一代人心目中都有一首属于这个时代的歌，即使是同一首歌，因每一个人的经历不一样，带来的感觉也不一样。成功的人听到的是催人奋发，失败的人听到的是悲凉颓废；进取的人听到的是激励号角，不思进取的人听到的是靡靡之音。

属于每个人心中的歌所产生的情感都是真的，只是时间在苍老，而我们难以察觉得到。记忆，给时间倾注了太多的浮华，我们就像遁地行走的蚕茧在尘世孤独地游离着。人生，就像手心的水，无论是握住还是抛开，终究会流失殆尽。然而，时间留给我们的歌却一直在唱。

转眼，黄衍强行医已有40多个春秋，他一路走过，一路选择，一路遗失，一路收获，一路长叹，一路辉煌，以至他也变成了一首耐听的歌，只待我们在和他的对视中，在他这一回眸间，去领悟、去聆听。

人人都会无数次站在人生的岔路口，无数次为梦想、为生活、为亲人、为朋友做出选择，却不知道每一次劈波斩浪走过来的是否是自己想要走的路。有些事，在时间的洗涤中渐渐模糊了；有些人，想记住，期待一转身就看到彼此，却早已朝相反的方向走去。时光匆匆，生命中有太多的风景，而每一程过后都会累积成一些记忆。这记忆恰似褪了色的雨布，透着落寞。

　　当代作家毕淑敏说过："有些事，年轻的时候我们不懂，当我们懂的时候已不再年轻。"走过一段路，我们都会成长许多，长大许多。我们一次次面对选择，一次次的无奈，一路走到现在，一路惆怅到现在。如果没有如果，时间是否会为我们停留，带我们重温最初的感动？而现在黄衍强所做的，就是让时光歇一歇，让心灵歇一歇，让我们在他这一回首间，去欣赏他那瞬间固化了的风景。

　　作为一名文字工作者，我喜欢从每个人自身的角度去欣赏人。然而，在我的眼里，黄衍强不仅仅是一个与我们一模一样的人，他还是一道与众不同的风景。他是一个行者，一路走来他一刻都不想停息，即使成为一名成功的医院院长，他却还和普通医生一样，风里雨里、国内国外、南下北上、东奔西走、传道授业、悬壶济世；即使成为一名大众认可的著名中医，他却还是学而不止、思而不止、脑子无时无刻不在转动。黄衍强是一位勇敢的实践者，想到了就要去做。

　　世界上没有无缘无故的爱和恨，同样也没有不付出努力和汗水的成功者。读黄院长《我的中医人生》，就是在听一首他人生的壮歌——往事悠悠，余音长长。

李延儒

2023 年 3 月 1 日

前言

　　自我 1975 年 11 月 23 日到淄川医院学医至 2023 年 11 月 23 日，正好 48 周年。学医那年，我 17 岁。半年之后的 1976 年 6 月，我又参加了淄川卫生局举办的为期 8 个月的中医学习班，1977 年 2 月回村担任了赤脚医生。1978 年 3 月，我入伍到了福州军区，继续从事卫生工作。1981 年 9 月 27 日我从部队返回家乡，创办了一个诊所，一直发展到今天的淄博延强医院。

　　1988 ～ 1991 年，我参加了为期 3 年的全国首届中医专业高等教育成人自学考试，取得山东中医学院（现山东中医药大学）颁发的毕业证书。2003 ～ 2006 年，我又参加了北京中医药大学举办的专升本的系统考试，取得了该校本科毕业证书。1999 ～ 2012 年，我与马来西亚吉隆坡当地同道合作，成立了国际疑难病医疗中心，开展对血液病、肿瘤、颈肩腰腿痛的治疗工作。

　　时间过得好快，48 年弹指一挥间，不知不觉我已年过半百，真不敢想这就是事实。前年春节，女儿找出我过去的一些笔记，她在翻阅的时候，就像发现了文物，看到我在 1971 年日记中记载我开出的第一个处方，当时我刚 13 岁。再看这些笔记的时候，我感觉有必要整理出来，这对年轻的中医师是一种激励，其中的许多方子对患者及家属，即使对健康人也可能有所帮助。鉴于种种原因，我想把自己的经历写下来。当把这种想法告诉好友——《淄博晚报》记者刘秀清主任的时候，得到他的热情鼓励和支持，于是我整理之后，他再负责文字把关。

因平时患者较多，还要参加学术及行政会议，20 多年来我经常在全国各个城市进行中医药知识讲座，还不定期地前往国外进行学术交流，我想随着性子写到哪里算哪里。没想到刊登过五期之后，我接到不少电话，除了有人联系看病，还有人对我写的内容给予很多赞许。有位老妈妈找我看完病之后说，把我在晚报刊载的文章让她孙子给全家人念，当读到我写的"下定决心，不怕扎针。扎针很疼，不扎不行。一、二、三、扎"的时候，全家人都笑了。淄博福利院一位 80 岁的大爷打来电话，问我写的内容出书了吗？他每期都读。被别人肯定是一种幸福，我的心情特别好，就像打了"鸡血"似的，每周赶一篇稿子。

随着稿子越来越多，最终决定汇集成册，编辑成《我的中医人生》一书。如果这本书能够激励年轻的同行，引起普通读者对中医中药的重视，也就达到了我写作的初衷。

黄衍强

2023 年 3 月 1 日

目录

扫码听故事

第一辑

菜园老黄家 / 3

情深更恩重 / 8

铺就学医路 / 16

打下好基础 / 20

中医启蒙行 / 24

实习学本领 / 29

"赤脚"走乡里 / 33

军营有中医 / 38

成家与立业 / 44

累并快乐着 / 49

本领需激励 / 54

治疗肝癌是机遇 / 59

自考三年收获多 / 64

小针刀是大学问 / 70

第二辑

向血癌宣战 / 77

中国"幸子"有救了 / 80

中药香里身体强 / 85

血癌患儿上大学 / 89

想得开的姚大妈 / 92

我的中医中药梦 / 96

初出国门赴马来 / 99

国外创办新诊区 / 103

赴德参加学术会 / 106

北京创业铸辉煌 / 108

在国外过中医节 / 112

成功举办康复患者交流会 / 115

桂林之行收获颇丰 / 118

中医文化扬古都 / 121

康复患者聚济南 / 124

康复患者登上泰山 / 128

重温青春福州行 / 131

医圣碑前诉心愿 / 134

携岳母游庐山 / 137

第三辑

胃癌也要分类型 / 147

再障患儿获康复 / 150

因势利导祛湿气 / 153

最重要的是活着 / 157

受聘任兼职教授 / 160

我与文学结缘 / 164

诚信民营医院 / 167

三喜临门家和睦 / 170

赴新西兰行医术 / 173

中药鉴别有绝技 / 176

发挥中药独特药效 / 180

中药给药办法多 / 184

老办法治疗现代病 / 188

当选淄博名中医 / 191

难得战友再重逢 / 194

医术代代有传承 / 197

鲁湘父女情 / 208

后记 / 214

第一辑

扫码听故事

铺就学医路

成家与立业

情深更恩重

菜园老黄家

自考三年收获多

军营有中医

中医启蒙行

菜园老黄家

　　我出生的菜园村，现在隶属于淄川区松龄路街道办事处。据老人们讲，在明代以前，我们村位于淄川城内的西北角，是一片菜园，因此也被称为"菜园角子"。到明朝末年，因为建了石城，菜园角子被隔在了城外，但仍为菜园，并逐渐成为村落。因为这里的居民多以种菜为业，所以就叫"菜园村"。现在已经改称"菜园社区"。

　　值得一提的是，菜园大花皂曾是淄川著名的土特产，其制作工艺为区级非物质文化遗产。菜园大花皂，又名"黑肥皂""猪胰子"，具有消肿止痛、消炎灭菌、去油除污的功效，因此，旧时冬天，淄川地区几乎家家都用它洗手。外地人来淄川，也要买几块猪胰子带回家。淄川人对肥皂的旧称为"胰子"，此名也来源于"猪胰子"。

　　菜园大花皂的制作历史悠久，据老人们说，它的制作工艺至少在清代就已开始。当时，人们用猪的胰脏加上碱，制成最原始的肥皂。因碱粉又分黑碱和白碱两种颜色，因而加黑碱制作的花皂就叫"黑皂"，加白碱制作的花皂就叫"白皂"。

淄川民间制作猪胰子的方法很简单：把猪的胰脏切碎，放在案板上用锤子砸。砸成黏糊状以后，放进一个大铁盆里，把四五根筷子攥在一起用力搅动，边搅动边把锅里溶化的碱水倒进去。这样越搅越黏、越黏越搅，等把水分都搅干了，就可以停下来了。用手抠出一块，再用两只手揉成球状或方块状，一块猪胰子便做成了。1头猪的胰脏大约可做20块猪胰子，做完后，均匀地摆放在一块木板上，置于通风干燥处慢慢晾干，10多天以后就可使用了。

我爷爷这辈一共兄弟4人。大爷爷叫黄泽田，聪明睿智，在部队从事文职工作多年，四十几岁英年早逝。二爷爷叫黄泽水，早年在洪山煤矿下苦力，1910年，在他19岁时因脚被砸伤，不能干活，就想法找别的出路谋生。他请教一个外地来淄川赶集卖猪胰子的人制作工艺和技巧，得到指点后自己买了一两个猪的胰脏，兑上白碱、大油、樟脑、硼砂，砸碎后试着做，这样一天能做一二十个，时间长了就有了经验。后来，我爷爷黄泽鸿也跟着学习做猪胰子，在1920年前后，淄川做猪胰子的只有二爷爷黄泽水和我爷爷黄泽鸿两家。我二爷爷起商号"桂香楼"，我爷爷起商号"恒香楼"，他们手摇铜制货郎鼓，在淄川赶五集卖。我的三爷爷叫黄泽润，因为三爷爷没有孩子，后来我的父亲便过继给了他。

在这段时期，淄川都知道菜园黄家的猪胰子。1938年7月，我二爷爷年仅47岁便病故了，我的大伯黄德庆继承父业，继续做猪胰子。1949年，大伯考虑到白碱性烈、黑碱性温的特征，觉得如果能将白猪胰子和黑猪胰子合在一起，则两性兼有，用起来可能会更好，于是就开始试着混合起来做。结果，这样做出来的混合皂不仅质量更好，而且好销。从此大伯在制作时就不再黑白分做，而是做混合皂，这便是我们现在说的菜园大花皂。

1958年，我家的大花皂生意归菜园村顺利合作社集体经营，规模扩大。此间，由专人采购原料、专人制作，并且有一支十几个人的专业推销队伍。当时有个顺口溜："菜园大花皂，人人都知道。支上一角钱，拿着就走道。"在这以后，菜园大花皂的制作工艺逐渐传到慕王村、山头村等地。

菜园大花皂能治疗皮肤干燥起皱、手脚皲裂。手部干燥起皱时，可用40℃左右的热水先烫洗双手3分钟，然后抹上菜园大花皂，搓洗干燥起皱的地方，特别是手背和各手指关节背面，然后在温水中洗净，抹上护手霜。如此使用一次，就可感到手变得细润光滑，使用效果颇佳。用于治疗手脚皲裂时，可用热水先烫洗手脚20分钟左右，用法同上。搓洗5分钟后洗净，每天一两次。一般3天即可治愈，严重一点的人，5天差不多也好了。

我的父亲黄怀庆虽然没有继承制作大花皂这一行，但也是个心灵手巧的人，不但会手工制作笊篱，还从事经商的行当。为了锻炼我的经商能力，他在我很小的时候就让我赶集去卖笊篱。那时候，我一个人背着10多把父亲编制的笊篱，独自到淄川大集摆摊，要价1角，8分就卖，半晌下来，笊篱就卖完了，别提多高兴了。

在我13岁读初中的时候，就在父亲的安排下，独自一人到天津为我们菜园村买"天津绿"白菜种。去的时候要随身携带70元人民币，这在当时是一笔相当大的数字。为了安全，我母亲在我的内裤上加缝了一个小口袋，并小心翼翼地把钱放在里面，然后再用针缝住。

那是1971年的国庆节前后，从淄博到天津还没有直达的火车，需要从张店到济南再换乘别的车次。我从张店到了济南，下车时遇到倾盆大雨，街道上的积水很快到了膝盖。我按照父亲提供的地址，找到了新华旅馆林大爷的住处，据说这是桓台县物资局在济南设立的办事处，林大爷热情地接待了我。那天晚上，他把黄瓜洗干净切片，撒上蒜末，加上芝麻酱和酱油，整个房间布满清香的味道。在那时，能有这样的美食与馒头相配饱餐一顿，真是幸福至极。

次日早上，我踏上了去天津的火车，车上传出列车广播员的声音："在橘红的朝霞里，列车开出了济南站。"这是我第一次出远门，这清脆的声音让我终生难忘。在列车的运行中，我总觉得别人知道我身上藏着巨款，每隔一段时间就小心翼翼地摸一下自己的内裤，实在不放心的时候再到卫生间看一下，丝毫无暇顾及车窗外的风景。

总算到了天津站，一下火车，我就像刘姥姥进了大观园，我看到有的楼房是尖的，有的楼房是圆的，天津真是好大、好美。我坐上24路公共汽车，到了位于天津北马路235号的向阳大院。这里是父亲朋友的家，他们有兄弟3人，都在天津打火机厂上班。我到天津的第二天，最小的那位叔叔便带我到天津种子公司买好了"天津绿"菜种。我在天津没住几天就启程返回家中。

现在回想起这段往事，方知是父亲有意锻炼我的胆量，让我知道外面的世界很精彩。而我最终走上中医之路，更是承载了黄家几

衍强荐方

治小儿厌食方：若舌苔白腻为脾为湿困，用厌食 1 号方（藿香 6g、木香 3g、葛根 10g、党参 6g、茯苓 6g、白术 5g、炒神曲 5g、炙甘草 3g），每天 1 剂，水煎服。若没有舌苔则为胃阴虚，用厌食 2 号方（生地 5g、元参 5g、麦冬 5g、石斛 5g、玉竹 5g、荷叶 3g、谷芽 5g、麦芽 5g），每天 1 剂，水煎服。

情深更恩重

我父亲出生于 1926 年阴历十一月二十四日，逝世于 2017 年阴历八月十三日，享年 91 岁。我父亲黄怀庆兄弟 3 个，在家排行老大，我的二叔叫黄恒庆，三叔叫黄怡庆。被称为当代板话大王的黄玉庆是我父亲的叔伯兄弟，他是原淄川区图书馆馆长，经过 60 多年的板话写作，文章汇集 6000 多篇，为全国之最。

爷爷去世时，我才 2 岁。据长辈们讲，他在 1960 年因饥饿去世。那年爷爷患病，被家里人送到了医院，医生在看过我爷爷的病情之后，对我父亲他们说要进行手术。作为兄弟中的老大，父亲赶紧回家筹钱。在回家的半路遇到当地的一位名中医，这位中医见我父亲急急忙忙赶路，就问家里发生了什么事，父亲把我爷爷的情况告诉了他。这位中医听了我爷爷的症状，对我父亲说，千万不要手术，他说我爷爷的病应该是因为吃炒糠，造成了大便不通，用中药通泄一下应该能好。

这位中医的话，倒让我父亲左右为难起来。到底是给我爷爷进行手术还是采用中药来治疗呢？思来想去，最后家里人还是决定给爷爷进行手术。

医院的手术室非常简陋，就在一个大的敞棚里。当医生把我爷爷的腹部打开后，父亲看到医生一直不住地摇头，心中真是焦急万分，却又无能为力。手术医生在我爷爷肚子里没有找到需要切除的病灶，最终匆匆做了缝合。然而，我爷爷术后因营养跟不上，伤口不能愈合，很快，父亲就这样眼看着爷爷去世了。

父亲是个大孝子，从那一刻起他就想，自己这辈子做不了医生，那孩子中得有一个学医的才好。

我很小的时候，就知道父亲这个心愿。我从小患有哮喘和胃病，有一年严冬，我的哮喘病犯了，父亲用自行车带我去黄家铺找医生。彼时，冰天雪地、寒风刺骨，途中要经过火车铁桥下面的孝妇河，河上用几条木棍架起的简易桥面结满了冰。父亲先把自行车搬到河的对岸，然后再回来扶着我从桥上走过去。我胃病时常发作，有一次父亲用自行车带我去淄博市矿务局中心医院，路上有一个漫长的上坡路，父亲带着我骑车比较吃力，于是便给我买车票让我坐公共汽车，他一人骑车在后面赶。父亲告诉我，在矿务局站下车，而我却懵懵懂懂在半路的技校站下了车。父亲吃力地蹬着自行车赶了上来，问我："怎么不到站就提前下车了？"我说："以为是到站了呢……"父亲没有责备我，他把我抱到自行车上，然后再上车用力地蹬着自行车在上坡的道路上前行。我坐在后座上，听到父亲气喘吁吁的声音，那时候我暗下决心，长大了一定要孝敬自己的父母，完成他们的心愿。

现在想来，父亲对我最大的影响是道德方面的教导，他的许多话，让我记忆犹新——"人活着要对别人好""让人欠我们的，我们不要欠别人的""做事一定要讲诚信""人活着一定守好孝道"。

在我很小的时候，父亲就注重培养我独立生活的能力，带我到济南见识世面，让我独自坐火车到天津买菜种。在我创业之初，他不仅在人生规划上为我出谋划策，更是利用自己经商积攒下来的经验和人脉，在采购药材这方面给予了我很多帮助。

父亲在退休前，担任淄城镇冲压设备厂的厂长。1981年，在我创办医院的同年退休，后来便一直帮我管理医院。如果今天的我可谓成功，那么这与我父亲的关心和帮助是分不开的。

20世纪80年代，是我创业的起步时期。当时，中药材资源非常匮乏，仅从本地药材公司进药，远远不够。父亲另辟蹊径，通过早年结识的朋友，从天津的药店买零售药来补充所需药材。这样药物是齐全了，吸引了周围几十里路的人前来配方取药，但是这样买进来的药没有利润。于是父亲又寻找新的突破口，打听到了河北安国的中药材市场。当时没有直达车，父亲便从淄博坐车到达河北辛集，住一个晚上，第二天早上再从辛集乘汽车前往安国。他回来跟我们讲，那里人山人海，都在搞中药材。从此，我们中药材短缺的问题得到了彻底解决。随着时间的推移，父亲发现，市场上的药材大都是从药农那里买过来的，如果能直接从原产地进货，可以节省一部分开支。于是，我们就先从医院的所在地购买山楂、丹参，然后再从平邑购买金银花、全蝎等，我们尽量买野生中药材，保证入药的效果好，这样尽管辛苦却很值得。有一次，我们从平邑买了十几公斤活的全蝎，用塑料袋包着放在一个盆中，上边又扣了一个盆子。结果到了第二天，还是从里面爬出许多蝎子，让周围的人感到非常惊恐。我们小心翼翼地把蝎子捡回去，按照《中国药典》里的炮制规范，先用清水泡上两晚，让蝎子吐掉杂质，再加上一定比例的食盐一起水煮，当达到"脊背抽沟"时停火，然后捞出放在通风的地方自然晾干。这样炮制的全蝎，如果用香油烹一下，特别好吃。从市场上买的全蝎，甚至从药材公司购进的，有的用针管注入了水泥，有的加盐过多特别咸，疗效大打折扣。

因为需要给患者加工中药蜜丸，所以作为原材料的蜂蜜，其质量至关重要。我父亲专门到淄川区口头镇的蜜蜂养殖基地购买蜂蜜。为了自己掌控质量，我父亲打听到一种蜂蜜质量的测量表，并亲自买来做试验。我被父亲严谨认真、执着做事的精神深深感染，在行医时，除了认真钻研医术、谨慎开方，也严格把关每一味药材的质量。

父亲为我所做的这一切，不但是出于一个父亲的天性，也是因为父亲独到的经验和智慧。我最佩服的，还是父亲识人用人的能力。在中医门诊部初具规模时，父亲力主让我的妻子路秀会到门诊部来辅助工作。那时，我的妻子还是一名端着"铁饭碗"的职工。实践证明，父亲的这一决断是正确的，在我事业的发展壮大过程中，我的妻子发挥了很大的作用。

父爱如山，母爱似海；父爱深沉，母爱柔情。无论哪种爱，所诠释的都是一种无私和伟大。

母亲是一个勤俭持家的人。我小的时候，家里生活条件十分艰苦，需要攒钱买粮食。为了避免吃了上顿没下顿的情况，母亲只好在不多的粮食中加入野菜来给家人们充饥。从小，母亲就经常和我念叨，一定要好好念书、学好本事，长大只要挣到粮食就行。

母亲虽然没什么文化，但却非常聪慧、仁慈。听说，家族的多位老人都是母亲为他们善终的。母亲喜欢听书，记忆力也好，我从小就喜欢听母亲讲故事，尤其喜欢听母亲教育我们要正直做人的那些道理。

母亲在我还没上学的时候，就开始教我做家务了。她告诉我，洗碗时拇指要放在碗里面，其余四指放在外面，要用左手托着碗，右手不住地旋转，直到洗干净为止。她还教我切菜，让我在切菜时左手拇指曲起来，四指呈弓形顶住刀背，右手持刀向下切割。母亲的脾气非常温和，在教我做玉米粥时，我做粥的水不是放多就是放少，做出来的粥不是太稠就是太稀。母亲不厌其烦地告诉我把粥做得不稠不稀的诀窍。等长大一点了，我就看着母亲蒸馒头。她用白白的面粉蒸出白白的馒头，这在当时是比较奢侈的，只有过春节的时候才会这么做。让我记忆最深刻的，是母亲教我蒸窝头，用玉米面蒸出来的窝头是金黄色的，就像一座黄金塔；而用白的地瓜面粉蒸出来的窝头，反而成了黑色，我们称这样的窝头为"黑桃老妖"。

我是家里的老小，上面有3个姐姐和1个哥哥，因此从小受父母、姐姐、哥哥的关爱最多。大概在我五六岁的时候，我跟着母亲到淄川西关大桥的肉食店买肉。那时，商店用的大多是弹簧门，当我们走出肉食店时，前面的人刚出去，门还没有关上，不知躲闪的我"咚"地一声撞在了门上。当时连疼带吓，我咧开嘴"哇哇"大哭起来。母亲见状，赶紧跑了过来，一边抚摸着我的头，一边安慰着我，并许诺说给我买瓜吃。

走出肉食店，母亲带我到了不远处的瓜市，先是给我买了半个西瓜，我一下子就吃完了，母亲看我没有吃够，又给我买了一个很大的芝麻粒甜瓜，我又狼吞虎咽地吃了下去。

在那个物资匮乏的年代，能够像那天一样吃上一顿西瓜非常不易。吃完瓜，我摸着圆圆的肚子，知足感、满足感、幸福感交织在一起，很快忘记了在肉食店挨门碰头的不愉快。

今天再想起来，那顿瓜真甜，而母亲的爱，更甜！

我在母亲身上学到了许多东西，虽然只是生活方面的点点滴滴，但其中饱含着辛勤劳动和正直做人的道理。我今日的事业成功，与母亲从小对我的谆谆教导是分不开的。

然而，母亲的去世却是我终生的遗憾。1984年10月，我刚从部队回到家乡，开办中医门诊部还没几年，家中没什么积蓄。那时，母亲因为咳嗽吐血到当地医院拍X光片，检查发现，她的肺部有一个两三厘米的肿瘤，医院建议用支气管镜做病理切片检查，但这样不仅价格贵，检查的过程还很痛苦。在这种情况下，我决定用中药为母亲调理。当时，我发现母亲脉搏细数而弱，属于气阴两虚，是由于气血推动无力以致瘀堵，从而发生的肿瘤。我首先考虑用益气养阴的方法，为母亲提高免疫力以固本；用解毒散结治标的方法来抑制病灶；用生脉饮为主方，方由人参、麦冬、五味子、玉竹、白茅根、百合、百部、白及、小蓟、元参、浙贝母、生牡蛎、珍珠粉、牛黄等药组成，主要治疗气阴两虚引起的咳嗽、胸闷、心慌、气短、痰中带血等症状，服用一段时间后，母亲的病情慢慢有了改善，1 年后再到医院做检查时，肺部已无肿块。

到了十几年之后的 1998 年，我在中医界也算有所成就，也有了一定的经济基础。那年 10 月，在为母亲进行例行查体时，检查出肝部有一个肿瘤，医生建议采用当时最先进的方法治疗，并介绍光子刀治疗的好处。虽然 18000 元的治疗费在当时并不是小数目，但我盼望母亲早日康复心切，决定用高科技手段给母亲治疗。光子刀治疗需要进行 21 次，做到第 4 次的时候，母亲出现了便血的症状，血小板降到了 4×10^9/L。后来只能一边输血小板一边进行光子刀治疗。治疗时间不到 1 个月，光子刀做到第 9 次的时候，母亲去世了。

假设母亲第一次患肺癌不是通过中医治疗，后果会怎么样？假设第二次患肝癌不是用光子刀而还是采取保守的中医治疗方法，又会不会留下遗憾？人的生命不能假设，现在再多的追思也不能换回母亲的生命，我只有更好地研究中医，对不幸的患者讲实话、做实事，坚决不做违背良心的事，尽心尽力延续患者的生命。

如今，父母虽然都已远去，但他们给我留下的精神财富却让我受用终生。

衍强荐方

治疗低血压：桂枝 10g、炙甘草 10g、黄芪 15g，每天 1
剂，水煎服。

铺就学医路

1975 年 6 月 24 日，我于淄博第四中学毕业，同年 11 月 13 日，我被淄川区菜园村村委推荐到淄川医院学医。1976 年 6 月，我又参加了淄川卫生局举办的中医学习班。

因从小患有哮喘和胃病，我时常需要求医。在这个过程中，我亲眼看到许多高水平的医生，细心对待患者，精心为他们治疗。每次，当患者的病情改善后，对医生充满感激的场面都深深吸引着我，在我幼小的心灵中埋下"长大后我也要当一名好医生"的想法。

我在初中时便花 1 角 9 分钱买了一本《常见病验方汇编》，时常自己对着书本开方试药。一旦见到疗效，我就非常高兴，于是开始渐渐大着胆子给家里人开方，后来又逐渐扩大到给周边同学及亲朋好友开方。这些事情在我以前的日记本上都有记载。

到了高中，我又花 5 分钱买了一根针灸针。在夜深人静，周围没有干扰的环境中，我决定先在自己身上试一试。我依稀记得当初在自己身上扎第一针时的痛苦样子，因为那时我只有十几岁，且没有老师指导，担心和恐惧交织在一起。但是，想成为一名医生的想法促使我鼓足勇气，大胆给自己扎下第一针。我用酒精棉球在右腿的足三里穴上消好毒，左眼紧张地眯缝起来，不由自主地把灯关掉，右手持针对准穴位，口内默念着："下定决心，不怕扎针，扎针很疼，不扎不行，一、二、三扎！"再把灯打开，看到针并没有扎进皮肤，便如此进行了十几个晚上。最后，记不清是在哪个晚上，当打开灯的时候，针已经扎进了皮肤，我试着向下进针，有酸麻胀热的感觉，提起针再向前后左右扎的时候，发现并不怎么疼痛。

有了这第一针，也就有了第二针、第三针，后来便一发不可收，只要是手能够到的穴位我都逐个试扎。一次，在扎印堂穴时，针拨出来后，血顺着我的鼻尖一直流到了衬衣上。我把针灸书打开找原因，上面清楚地写着："刺表浅穴位时，右手持针，左手把血管避开。"可见"无师自通"是多么艰难。在我正式成为一名医生后，同样遇到过这样的情况。我爱人的妹妹，晚上与人一起说笑，谈到"掉下颌"是什么滋味，就互相模仿着"掉下颌"的样子，结果妹妹的下颌真的脱臼了，她不得不在深夜叩响了我家的门。我学的是中医内妇儿科，不会骨科的手法复位，于是决定带她找熟悉的骨科医生，可这位妹妹坚决不去，就是要让我给她治。

没有办法，我只好找出厚厚的《赤脚医生手册》，在骨科部分找到下颌脱臼的内容，照着书本上写的：医者双手拇指放在患者大牙上面，拇指向下用力，四指向上用力，合力成向下、向前45度方向用力。这样反复做了十几次没有成功，我累得一身汗，患者痛得出了一身汗。我又找出绷带，临时把患者下颌用力向上缠住，看上去很像战场上的伤员。再查看书籍，我明白了，原来需要固定之后再行手法，不然医生用力，患者的头随着力量摇摆，怎么能正常复位呢？按照书上给出的思路，我又让患者的头顶在墙上，再次尝试，果然"咔嗒"一声响，复位成功了。但我的左手拇指被妹妹咬住，好一阵痛，赶紧下意识地把拇指拔了出来。我再看书，上面写道："在复位的瞬间两手拇指分向两边，不要让患者咬住。"

经过多年临床实践后，我自己这样总结："没有理论的实践是盲目的，没有实践的理论则是空洞的。"

中医学是一门实践性非常强的学科，自学的人没有老师带教自然盲目。大学生在校读的书太多，实践的机会太少，以致学习的过程枯燥无味，显得十分空洞。更有甚者怀疑所学的东西是否有用，有的在上完大学之后改行，使自己所学的知识白白浪费，实在可惜。2015年山东中医药大学研究生入学教育，特别邀请我去进行了以"年轻中医师如何走向成功"为题的讲座，我以自己的亲身经历，告诫在校大学生一定要珍惜美好的学习环境，自学非常苦，而且不一定上道，有老师教非常幸福。根据自己的经验，我告诉学生们首先要在自己身上实验，把家人、亲朋好友记录在册，编织一个网络，主动为大家的身体健康保驾护航。先做学生，再做先生；我为人人，人人为我，不然即使大学毕业后找到了工作也会坐冷板凳，久而久之就会失去信心。我非常自豪地说："我做医生已经40多年，之所以不坐冷板凳，不是因为水平高，而是在没有患者时主动上门服务，首先赢得人们的信任，然后再把学到的知识运用到临床工作中。"

衍强荐方

治感冒方：

1.凉感冒

身体受凉之后，出现流鼻涕，打喷嚏，头痛，轻微的发热，咽喉不痛，服用中成药通宣理肺丸。如果不想服药，可以用艾灸贴贴于大椎穴处，用掌灸之后贴用效果更好。

2.热感冒

发热重，怕冷轻，流鼻涕，打喷嚏，咽喉疼痛，服用银翘解毒丸。

3.虚感冒

经常感冒，流清鼻涕，打喷嚏，服用玉屏风散颗粒。可经常用艾灸贴贴于肺俞穴和脾俞穴处，以预防感冒，每天换 1 次。

打下好基础

1975 年 11 月 13 日，寒风料峭，天空中飘着细雪。

淄川区医院里，我在王风池老师的带领下开始学习。这位老师先是给我找来一件白大褂，让我穿上。对于向往这个职业已久的我来讲，能够穿上白大褂是件非常幸福的大喜事，因为我实现了想做医生的夙愿。

我先是被安排在外科门诊，学习缝合、包扎。这位老师先教我测量血压。诊室里坐着一位患者，先由老师为他测了一遍，然后老师让我带上听诊器，随着右手不断打气，看到水银直往上跑，到了一定高度再慢慢放气。第一个响的声音叫收缩压（就是人们常说的高压），最后结束的声音为舒张压（就是人们常说的低压）。当我把数字报出来，得到老师肯定的时候，我心中感到特别喜悦，像是学到了天大的本领一样。

有一次到手术室见习的过程令我印象深刻。

那次看的是胃三分之二大部切除手术。老师先把患者腹部第一层表皮切开，再经过浅筋膜、深筋膜、肌肉，到最后一层腹膜，胃已经暴露出来，经过与周围剥离，他把病变的部位切了下来，然后整理缝合。在手术即将完毕的时候，老师再次翻动检查，发现有一条血管破裂，鲜血溅到了这位老师的脸上。说时迟，那时快，只见他迅速按住出血的部位，然后又补了几针，再来回翻动，仔细观察还有没有出血，再逐层缝合至表皮。

我在手术台旁边观看，随着手术的进展，感到头晕目眩，腿发软站不稳，胃肠不断在翻动，上欲吐、下欲泻，不自主地慢慢退到一个角落，不停地流着汗水。出现这种情况，可能是每一个初次经历这样场面的医学生都有的感受，后来经过不断地习惯、训练，就慢慢变得比较镇静。

我想，医生之所以给患者做手术，肯定是除此以外已没有更好的办法。作为一名中医师，除了研究如何治病，还应该为患者普及医学知识，让大家树立疾病要以预防为主，以及防治结合的思想，争取把疾病消灭在萌芽状态，尽量减少或不做手术。直至今日，我依旧会为前来找我看病的患者们讲解如何预防疾病，特别是癌症患者，不能只靠单纯治疗，预防复发及转移更为重要。本着"宁可架上药生尘，但愿世间人无病"的思想，我提出了"四防"之法，即防感冒、防过劳、防饮食过饱、防情绪不好。

在外科门诊短暂学习 2 个月后，我转到了内科病房。科主任及科室里的所有老师常常带领我们利用晚间的休息时间学习心电图及其他医疗设备的使用方法。在当时，经常会遇到停电，我们就点上蜡烛挑灯夜读，即便在酷热的夏天也持之以恒，真正应验了"五六月间无暑气，百千年后有书声"。在此期间，我不断向老师们学习，在医学知识的海洋里遨游，夜以继日地汲取书中的营养。

我在学习中喜欢思考问题，没过多长时间我就向老师提问，什么叫"功能性病变"？什么叫"器质性病变"？在一个早上的大查房后，内科主任对大家说："小黄来我们内科时间不长，能够提出这样的问题难能可贵，说明他在用心看书。"随后对我所提的问题做了认真解答。

然而，这个问题直到现在仍是需要研究的课题。因为西医学对器质性病变的治疗效果大多显著，对功能性病变则缺少好的办法。而中医则会出奇制胜，特别是现在我们经常提及的"亚健康"，西医学对此开展的一系列检查结果往往正常，但人们仍有不适的症状，如头痛、失眠、心烦，如果用西药治疗的话，大多做法是头痛止痛、失眠安眠、心烦镇静，这是治标不固本的方法。中医学则根据人的体质辨证施治——怕冷为阳虚可用人参，怕热为阴虚则用西洋参。在为患者讲解时，我将功能性病变与器质性病变通俗地比喻为互相咬合的2个齿轮，这2个齿轮本身并没有缺损，但是在运转过程中出现不规律的快和慢，这就像人体的心脏出现心动过速或心动过缓等，叫作功能性病变；如果齿轮本是10个，破损了2个还剩8个，机器也在运转，如同人体的心脏，瓣膜缺损从而出现血液倒流等现象，这样的情况叫作器质性病变。心脏的功能性病变，用复脉汤疗效较好；心脏器质性病变，则需要外科手术才能彻底治愈。我这种从日常现象联想医学知识，打比方给患者解说的方法，已经被整理为《生活现象与中医》一书，由曾经的人民军医出版社正式出版，在全国各地新华书店及网上都有发行。

我在内科先后学习了肌肉注射、静脉输液及护理技能，了解到肺心病、糖尿病、红斑性狼疮等疾病。在内科病房见习不到半年时间，我感到一切都是新鲜的，我与各位老师结下了深厚的友谊，借用一句流行语来形容就是"一旦握手，终生朋友"。现在40多年过去了，每逢过年，我都会去看望这几位老师，送去美好的祝福。

衍强荐方

治腹泻方：受凉之后拉肚子，如果腹痛明显可服藿香正气水，同时服用附子理中丸。也可以单独用艾灸贴贴肚脐，每天换 1 次。

中医启蒙行

1976年5月16日，我非常幸运地参加了淄川区卫生局主办的中医学习班。

那天，天刚蒙蒙亮，我就起了床，简单洗漱吃过早点之后，带上早已准备好的行李，徒步赶到淄川长途汽车站，乘车前往磁村镇卫生院，进行为期8个月的中医药知识培训。

磁村镇卫生院坐落在一个古庙里，设施十分简陋。我们所住的宿舍没有床，只是在地上铺了一些麦秸，这就算睡觉的"床"了。我们每个人把从家中带来的席子铺在麦秸上，一张席子挨着一张席子地铺好，房间里就形成了一张大通铺，中间只留一条小道用于进出。由于人多房间小，晚上睡觉的时候，人与人几乎肩并肩地挨着。至于吃的东西，则是每个人从自己家中带来的煎饼、窝头，每人每天有2毛钱的菜金补贴。

那时虽然物质匮乏，但人们的精神富有。老师愿意教，学生愿意学。我们每天白天上课，晚上整理笔记，每天的学习时间都在10个小时以上，不少人已经学到了痴迷的程度。我背诵的第一个汤头歌诀是十全大补汤："四君参苓白术草，四物芎归芍地黄。二方双合八珍式，再加芪桂十全汤。"在经历了40多年临床之后，现在越来越感到此方的重要。其中四君子汤是补气的基础方，如果全身乏力、饮食欠佳，此方加上焦三仙（炒神曲、炒麦芽、炒山楂）就很有效；如果睡眠不好，可加炒酸枣仁、炒柏子仁服用；如果胃下垂、脱肛可加黄芪、升麻、柴胡服用。此方加上陈皮，名字就成了异功散，说明有不同寻常的补气作用。异功散再加上半夏就成了六君子汤，对脾虚乏力痰多非常有效。在我老父亲90岁时，每当出现喉中痰鸣的时候，我便及时给他服用六君子汤，效果显著。如果六君子汤加上木香、砂仁，就成了香砂六君子丸，起到益气健脾、和胃的作用，用于脾虚气滞，消化不良，嗳气食少，脘腹胀满，大便溏泻。四物汤是补血的基础方。如果气血两虚，则这两个方子合在一起服用。在气血两虚日久，脾气虚发展到肾阳虚的时候，则应再加黄芪、肉桂，这就成了著名的十全大补汤，对营养缺乏及再生障碍性贫血都有一定的疗效。

每次上课前，老师都要提问上节课的内容。在学习班里，我年龄最小，只有18岁，因为怕被提问，总是躲躲闪闪的。可是，负责中医基础和中医妇科2门课程教学的王凤池老师总是专门让我站起来背诵。让我印象比较深的一个问题是"脾主运化"的含义是什么，我只答出了"脾主运化水谷"，另一个含义怎么也答不上来，下课后赶紧翻阅笔记，原来答案是"脾主运化水谷和运化水湿"，这节课的内容使我记忆深刻，一辈子也不会忘记。

"运化水谷"是把水谷变化为血液之后输送到全身脏腑组织器官，以供人体正常生理活动的需要；"运化水湿"则是把人体代谢之后的水液排出体外。对于"脾主运化、胃主受纳"的理解，我形象地对患者讲，这就像农村中推煎饼的磨，有上下两个磨盘，互相接触的部分刻了许多深深的沟。下面一个是固定的，在上面的磨盘有一个磨眼，盛放需要磨细的粮食。上面的磨盘在外力的作用下转动起来。为了防止磨眼糊住，不能顺利往下走粮食，人们往往会在磨眼上插一根筷子。上面磨盘的运动，就像脾主运化；磨盘上这根筷子是用于疏通粮食的，就像肝气的疏泄功能；磨眼里的粮食不能塞住，以保持顺利下行。磨盘的这种运动，就像"脾主运化"，如果磨盘上的沟渐渐磨平了，粮食会磨不细，就是"脾失健运"或称"脾气不足""脾虚"。"脾失健运"的人通常表现为乏力、面黄肌瘦，老百姓称为"懒脾"，实际上这是一种病态，治疗的方子就是四君子汤；因为不能把粮食变化为气血，所以面黄肌瘦，不能把代谢的废液排出体外，变化为痰液，表现为喉中痰鸣，治疗的方子就是六君子汤；如果不加这根筷子容易糊住磨眼，气机不够畅通，粮食不能下达，在中医上叫作"肝郁脾虚"，即"木克土"，应该用逍遥散进行调理；如果粮食积聚塞住，导致粮食不能下行，说明胃主受纳的功能失职，应该用起消导作用的保和丸调理。

由于只有半年的理论学习和 2 个月的实习时间，因此学习班的课程开得不全。王风池老师主教中医基础理论、中医妇科学；彭绪礼老师主教中药学、方剂学、针灸学；刘万福老师主教中医内科学、中医儿科学。为了学习更多的医学知识，在课余时间我们这些同学，经常围绕在磁村医院的老医生身边请教。这家医院虽然不大，但有好几位名医。对各位学生这些中医前辈百问不厌，如同教自己的子女一般悉心教导，那种朴实的感情让人难以言表。

有一次，我同往日一样在地铺上整理着笔记，感觉脖子上有东西在爬，用手拿下来一看是虱子，顿感全身瘙痒难忍。人在精神专注时，可以抗拒外来的刺激，这大概是我之前没有发现的原因。回家后，母亲把我的秋裤、内裤翻过来时，发现有许多密密麻麻的小虱子，把衣服放在一个大锅里煮了好长时间才洗干净。

每当想起这些时，我常常疑惑，当今的学习条件和学习环境都大为改善，但人们却缺少了学习的动力。出现了诸如花钱找人替课、找枪手替考等情况，让学费白白流失，实在太可惜。

1976 年 7 月 28 日凌晨，唐山大地震发生了。当其他人已全部从屋子中跑出去的时候，我还在呼呼大睡。天亮之后大家发现，我们所在医院的房子出现破裂，无奈之下，便从磁村镇医院搬到淄川区昆仑十中继续学习。

真正的成功与环境的好坏往往没有绝对关系，舒适的环境容易使人堕落，逆境反而更能促人成功。认识到这一点，意义重大。特别是在教育孩子这一方面，应该有意识地创造艰苦环境，让他们先苦后甜，而不是动辄就要上贵族学校之类，这样很容易好心办坏事。

1976 年 9 月 9 日，毛主席逝世。我在昆仑十中参加了追悼大会。那一天，人人在哭，天也在哭。从追悼会开始到结束，雨水顺着我的脖子流到全身。

毛主席的老三篇《为人民服务》《纪念白求恩》《愚公移山》好像是专为医务人员写的，按照这样的要求去做，一定能够成为人民喜欢的好医生。我想我们虽然是普通人，但应该先学德再学术，争做德艺双馨医生。我要求自己，不能把医疗工作当作普通的职业，一定把医疗工作当作自己一辈子的事业去做。这样才会珍惜生命，拯救众生，让天下人同登寿域。

衍强荐方

治"三高"方：

1. 高血压

如果肝火旺盛，心烦易怒，可用龙胆泻肝丸；如果手足心热，腰膝酸软，可用知柏地黄丸；如果恶心呕吐，头晕目眩，可用半夏白术天麻汤；如果头重如裹，全身沉重，可用藿香正气丸和甘露消毒丹。

2. 高血脂

可用山楂片、炒决明子、炒丹参各15g，每天1剂，水煎服。

3. 高血糖

可用葛根、苦瓜、天花粉各10g，每天1剂，水煎服。

实习学本领

　　为期8个月的中医理论学习结束后，1976年11月，我回到淄川区医院中医科进行临床实习。

　　在淄川区医院，我先是被安排在了中药房。在中药房，我每天的工作就是为前来就诊的患者抓取中药，这使书本上学习到的中药理论知识变成了实践。当时，医院的中药房比较小，仅有几架中药橱，药房的工作人员再加上我们几个实习的同学都在里面，空间便显得有些拥挤。面对几百种中药材，我望而生畏，但看到老师们娴熟地抓中药时又羡慕不已。我经常利用空闲时间，与同学们在一起比抓药的速度和准确性。由于每味中药的密度各不相同，如桑叶、菊花很轻，代赭石、磁石很重，我们将准确称好重量的药材用手反复掂量，反复体验，一直练到看着处方上的数字，不用称量，只用手就能感觉个"八九不离十"，最后达到在为患者取药时可以"一称准"的程度。

另一项实践，是品尝几百种中药材的辛、甘、酸、苦、咸。

从理论上讲，辛（辣）味药多发散解表，用于治疗感冒发热、全身疼痛；甘（甜）味药多补益脾肺，用于身体虚弱及肿瘤患者放化疗后服用；酸味药多入肝经，可缓急止痛；苦味药多清热泻下，用于解毒抗癌；咸味药多软坚散结，用于消除肿瘤。我在品尝白芍时发现并不怎么酸，为什么还要归入肝经呢？我请教老师之后，知道了中药之味并不是完全按照其实际品尝到的味道，而是根据药物的作用进行中药药性理论的归纳。白芍的作用是补血、缓急止痛，中医理论讲"肝藏血"，在中医五行理论中讲木、火、土、金、水，根据五行之中五味、五脏的归类，酸入肝、火归心、土主脾、金为肺、水入肾。因为白芍属于补血药，味苦、酸，性微寒，就成为一种约定俗成的说法。懂得了这套理论，在临床实践中，甚至在深山老林采药的过程中，根据各种植物的味道，就知道这种药物大概有什么作用。实际味道与性味不同的中药则需要强记。

我在书中了解到，华佗在研制麻沸散的过程中，华佗的儿子沸儿因误吃生半夏而中毒身亡。为了纪念孩子，华佗把这个世界首创的麻醉剂定名为"麻沸散"。出于年轻人的好奇心和作为医生的责任心，我决定以身试药。为了增加安全性，我查找有关书籍，发现生姜能够解生半夏的毒性。于是，我小心翼翼地把生半夏咀嚼之后，慢慢下咽，随着生半夏成为糊状沿着食管到达胃中，我感觉半夏走到哪里我的疼痛就跟到哪里，那种火辣灼热刺痛的感觉令我终生难忘。这时候我不慌不忙地拿出准备好的生姜片，一口一口地吃着，随着不断地下咽，生姜汁到达的地方疼痛马上消失，这种神奇微妙的感觉，令我对中药的作用更加深信不疑。

目前，我创办的淄博延强医院已经发展到上百人，今年，在一次每周例行的读书会上，我要求中医团队骨干成员嚼食生半夏，再食生姜解毒，体验中药的药性，给大家上了一堂生动的实验课。多名大学生讲，在这样纯正的中医医院，不仅耳闻目染，更能亲身感受中药的作用，庆幸得到这样好的学习、工作氛围。他们从毕业时的迷茫，到现在脚踏实地爱上中医，大家不是对内、妇、儿科常见病研究深厚，就是对血液病、癌症患者的治疗取得较好的疗效，孩子们对我以身示教、悉心引导、精心指导、耐心教导表示感谢。

实习中，为了能把中药橱中几百种中药材记在脑海里，我画了一张图表，利于业余时间背诵，如此，在半个月的时间里就能自己抓药了。

因为实习的时间短暂，等我能够在中药房单独值班的时候，我又被安排到了其他科室轮转。每当回忆到此，我都非常感谢药房的各位同仁，更感恩一位年龄较大的老师，他在给我带教期间因食道时有阻塞感经钡餐透视确诊为食道癌，经过手术治疗，几十年过去仍然身体状况良好，这让我对癌症有了初步的了解和认识。其实癌症并不可怕，关键是要早诊断、早治疗。我虽然从事中医行业，但仍虚心向其他同道学习，中西互参，在临床实践中减少失误，提高有效率和治愈率。

在中医门诊实习时，我与王风池老师接触较多。王老师特别睿智，精通经方，善用时方，对内科、妇科疗效特好。我的一位同学，其妻婚后几年不能怀孕，找到王老师看后，按清利湿热为主的方法治疗，经过几个月的调理就有了身孕。王老师除了坐诊，还经常应患者邀请出诊。另一位同学的父亲患有精神抑郁症加冠心病，服药众多不见效，王老师看后除了辨证开方，另在病历上写得特别详细，大意是此病容易康复，除了按时服药，还需要配合学练太极拳或其他健身项目。在返回医院的路上，王老师对我们讲，医生在病历上写下的内容，患者一定会反复看，越看心越宽。并说学练太极拳可以分散患者的注意力，即修心，也可以说是情志转移，治疗这样的病不能单纯地服药。经过几个月的调理，患者的精神抑郁症及冠心病都有了明显的改善，可见心病还需心药医，情绪调理在临床中非常重要。

在这以后，我又跟随程光照、马绪军等十几位老师进行临床学习，从他们身上都学到了许多书本上学不到的知识。

在结束中医培训班的学习之后，我于1977年初回到淄川区淄城镇菜园村，正式成为一名赤脚医生。

▐ 衍强荐方

无力，心慌，动则汗出，此为气虚所致，可用生脉饮；如果心前区刺痛牵及背部，为血瘀所致，可用血府逐瘀汤、失笑散。

"赤脚"走乡里

"赤脚医生"的本意应该是"不穿鞋的医生",实际应用的则是其引申义,指"不脱离农民群众的医生"。

那时,农村地区普遍缺医少药,各个村庄成立了保健站。赤脚医生的看家本领是"一根银针,一把草药",不论是在农户家中,还是在田间地头,都有他们的影子。"把医疗卫生工作的重点放到农村去"是当时国家提出来的卫生工作重点。村庄是卫生工作的网底,基层的工作做好了,向上级医院输送的患者就少了。有一部描写赤脚医生的电影叫《春雨》,主题歌中有这样两句话:"赤脚医生向阳花,贫下中农人人夸。"这句歌词生动地反映了当时的情况。

1977年初,我返回家乡菜园村,正式成为了一名赤脚医生。

菜园村的保健站设在一个农户家中,房子呈品字形,南、北、西三面各有3间。其中,南面外2间是诊室,里面1间是药房;西面 3 间是药材仓库；北面 3 间是注射室，房子不仅陈旧，卫生状况也比较差。我虽然不是负责人，但年轻人的朝气以及学成归来渴望为人解除病痛的急切心情，促使我成了赤脚医生工作队伍里的领头羊。

我做的第一件事是号召大家粉刷墙面，清理卫生死角。我还将各种用途的房间分类，请老先生用毛笔字写了"药房""门诊室""注射室"等字样，分别挂在相应的地方，黄纸红字特别显眼，患者一看就知道该到哪个房间做什么诊疗。经过修饰的旧房面目一新，大家的工作积极性也被调动起来。

那时，农村的劳动力大多在农田干活，孩子能上学的都在学校读书，留守在家的人大多都是老弱病残及婴幼儿，还有部分烈军属和五保户，这些人大多没有能力到保健站自主看病。所以，我每天背着红十字药箱到这些人家中巡诊，有病看病，无病问候，使人们都能感受到社会这个大家庭的温暖。彼时，村民遇小病不用出村，由我们这些赤脚医生送医送药到家。深更半夜，常有人到我家敲门，说是家里有患者，要求出诊看病。夜间出诊不仅增加了我的工作量，也影响了全家人休息，但我和家人从无怨言。

为了方便乡亲们看病，母亲安排我住在邻近大门口旁的一间房子里，乡亲们只要一敲窗子，我就能听见。父亲则专门给我买了一件棉大衣，以备夜间出诊防寒。这些事情看似细小，却是家人对我工作的鼎力支持。以前的冬天非常冷，有时一个晚上 3 次出诊，回到家之后被子还没盖暖和天就亮了。

1977 年冬天，雪下得特别大，地面上的积雪比我有记忆以来的年份都厚。有一个晚上，村民董某因哮喘发作导致心力衰竭，医院放弃治疗后被拉回村里，家人安排她在一个草棚子里栖身——这是农村对患者失去治疗信心才做的安排。得知这一情况后，作为一名农村赤脚医生，我心情特别沉重，暗下决心，一定要想办法救治患者。患者家人对我说："无论如何，你都要救救她，这么多年了，你嫂子上坡下地，活得真的很不容易。"

我经过仔细分析病情认为，虽然患者的病情十分危重，但病机不复杂，应该是受凉之后感冒引发哮喘，受到寒冷的刺激，汗孔闭塞，失去正常的开合功能。加上患者属于阳虚体质，平时特别怕冷，身体的热量不足，体液的代谢就差，体内容易产生痰饮。中医学认为"外寒内饮"，痰饮是内因，感受风寒是外因，外因通过内因而发病。中医治疗的方法应该是用热性的药物外散风寒、内化痰饮，通过温通作用，皮肤的汗孔打开了，皮肤就能够进行正常呼吸，内部的痰饮就能消散，气机升降出入正常，人体的生理活动也就恢复正常了。经过认真研究，我认为张仲景《伤寒论》中所载的"小青龙汤"最为对证，药量上视病情加减，每天开上 1 剂，让董某试服，没想到几剂药后，董某解除了生命危机，再加 30 多天的调理，病好了。

现在已经 40 多年过去了，董某一直在正常生活。现在总结起来，我认为，她使用的抗生素多为凉性，对肺热的哮喘或许有很好的治疗效果，但对于本来身体虚寒的患者来讲，如同雪上加霜，很容易导致病危。

当时，董某"死而复生"的消息不胫而走，我的医术被大家认可，许多人慕名找我求诊。对于没有治疗过的疾病，我非常虔诚地虚心求教老师。村里70多岁的路高氏，颈部生了一个拳头大的肿瘤，农村人叫"对口疮"，大家都说不好治。在中医外科方面，我没有经验，我用自行车驮着老人，经过淄川大桥到孝妇河对岸请教赵林浩先生，经过2个多月的外敷药物加口服中药汤剂，老人的病彻底治愈。当老人全家表示感谢的时候，我乐在其中，因为通过临床实践，自己的诊疗水平在不断进步，这种一举多得的事情成为我不断前进的动力。

除了在村里坐诊、出诊、巡诊看望患者，每年的"三秋""三夏"，村委还安排我做好医疗卫生保障工作，并兼职做通讯员，晚上还要看"家"。所谓"三秋"和"三夏"就是秋收和麦收，彼时农村的田间地头，锣鼓喧天，彩旗招展，高音喇叭播放着催人奋进的歌曲。我白天与大家一起收割玉米、挑麦沟、播麦种，如果有人感冒发热、腹痛腹泻或被割伤则马上给予包扎或服药或打针退热。晚上我利用业余时间写通讯稿件，再把写好的稿件送到上一级丰产方。丰产方除了广播，还定期印刷发行战地快报。那时，我的妻子在丰产方担任广播员，当我写的第一篇"赞秋收"广播、刊登后，我自我陶醉在"公社中秋好时光，社员心里喜洋洋。玉米大豆胜往年，累累果实堆满仓……"的诗情画意中，一天的劳累全无，心中感到比蜜还甜。

每个人的生活都是丰富多彩的，我同样有甜也有苦。使我感到恐惧的是夜间看"家"，包括看护粮食、工具、指挥部的音响设备。每当夕阳西下，村民都回家休息了，只剩下我一个人。这里与我家相距5公里，当夜幕降临之后，空旷的田野异常寂静，我所在的指挥部就在五里河水库的边上，水流撞击岸边发出"哗哗"的响声，风吹在电线杆上发出"飕飕"的声音，远处传来狗"汪汪"的叫声，常常令我不寒而栗。

有一个晚上，风刮得很大且伴着秋雨，用玉米秸扎的棚子并不严密，外面下大雨，里面下小雨。寒冷与恐惧交织在一起，我盼着这个夜晚早一点儿过去。到了半夜，我听到外面有人走动，且声音越来越接近棚子，我手中握住早已准备好的木棍，大声问道："谁？"对方回答："我！"当我听出是老书记的声音时，赶紧把挡在门口的玉米秸拿开，透过老书记手电筒的光线，我看到老书记虽然穿着雨衣，但还是被淋湿了。老书记走进棚子，非常关心地说："天凉了，我给你带了点吃的，还有衣服和雨衣，要小心身体。"这一幕，让我深受感动，也影响着我，让我在日后时常主动帮助别人。

1977年底，我被淄川区政府评为"淄川区青年积极分子"，参加了在淄川区政府礼堂召开的"青年积极分子表彰会"。我第一次登上领奖台，戴上大红花，会后还和各位代表乘坐军车回到家。1978年3月，我又被评为"淄博市卫生先进个人"，出席市委举办的表彰大会。同年，我收到了入伍通知书，开始了一段令我难忘的军旅生活。

衍强荐方

治心情不好方：心情不好可用逍遥丸，容易上火的服用加味逍遥丸。如果效果不明显，腹部胀满，再加服木香顺气丸。如果效果还不好，大便不爽，几天一行，可以单独服用四消丸。

军营有中医

1978 年，我应征入伍。

3 月 10 日，到淄川区人民武装部集合的前一天晚上，全家人围坐在一起，我边吃饭边听父母临行前的嘱咐。晚饭后，受过我照顾的乡亲们恋恋不舍地前来送行。当地书法家马奉臣先生的老伴，手拿毛巾和茶杯，亲自送到我手里，她一边擦着眼泪，一边向送行的人说："我老伴患半身不遂这几年，是衍强天天上门打针送药，不论春夏秋冬还是白天黑夜，他都是有求必应。听说这孩子要去参军，我们老两口都舍不得。"其他乡亲也分别表达了各自的心意。村委领导还送了我精美的笔记本和钢笔，并在笔记本子上写道："春风吹绿河东岸，红日送君赴江南。勤奋学习多努力，早建功绩凯歌还。"

1978 年 3 月 12 日，淄川籍入伍的新兵在火车站乘车，经过 4 天 4 夜的长途跋涉，于 3 月 16 日晚上到达福州车站，然后换乘汽车，又经过 3 个多小时的颠簸到达驻扎在连江县的军营。

第二天，我们开始新兵军训。军训之余，曾经做过赤脚医生的我，利用中午或晚上休息的时间，在自己身上的曲池、内关、合谷等穴位，体验针刺的感觉，战友们则在一旁围观。连长见我有中医功底，便伸出自己的手腕让我号脉。通过脉诊，我认为连长患有慢性胃炎，连长说我号得很准，要求我再开个药方。

我之所以断定连长患有慢性胃炎，是根据他的脉流缓慢，脉搏波幅较低推断的。根据中医理论"缓主脾湿"，就是说脉搏跳动缓慢提示脾胃功能减弱。我还观察到连长的面色萎黄、形体消瘦。在开药方时，我又结合连长腹部喜暖喜按的症状，辨证为脾胃虚寒，便予仲景方小建中汤加味。连长服用后，效果很好。没过多长时间，因部队需要医务人员，我被调入团医院组织的采集中草药培训班。

部队驻扎在山区，中草药资源非常丰富。中草药培训班的学员在军医的带领下，每天都在山中采药，我逐渐认识了丹参、天南星、半夏、香附、算盘子、石仙桃、苏叶、益母草等几十种中草药植物。有一天，在刨一棵像树一样的植物时，我问这种药物的名字叫什么，军医说："你刨出来我再告诉你。"当我费了九牛二虎之力将药刨出后，军医对我说："这种植物叫算盘子，有清热利湿、行气活血、解毒消肿的作用。"他接着说，"之所以让你这么做，主要是想让你付出一定的劳动，这样才能记得牢，只有经过努力得到的知识才会珍惜。"

采药不仅需要体力、吃得了苦，有时还会遇到意想不到的危险。有一次，我看见一棵斜立的竹子上有一片特别大的叶子，走近定睛一看，才发现原来是一条竹叶青蛇，随风来回飘动，当时我吓得出了一身冷汗。一位家是南方的战友立即取了一节竹竿，走到蛇跟前，轻轻一抽就把蛇打了下来，并用左手捏住蛇的头部，右手顺着蛇的头根部向下捋到尾部，刚才还咄咄逼人的竹叶青蛇就像放了气的球一般，没了声息。另外一组采药的战友则在山谷中发现了两只小豹子，过了眼瘾后，就把它们送到了福州动物园。每当说起这件事，战友们都心有余悸——如果当时遇到老豹子，那后果是不堪设想的。

1个多月的培训班结束后，我被分配到团直机关卫生所工作。

我是一个闲不住的人，总想着做一些创新性的工作。我利用在家学到的木工技术，自己制作了中药橱。木料是我收集的废弃箱子，工具是从别的地方借来的，时间则是利用了阴雨天休息的间歇。中药材完全是自己去采集，只要不刮风下雨，我就会带上铁镐上山采药。刚开始用中药的时候，人们都有所顾虑，毕竟我当时只有二十几岁，大多数人认为开中药应该是老中医的事情，我则以自己的实际行动，打破了这种传统观念。我们连队文书整夜呼噜声不断，没有办法睡觉，白天无精打采不能正常工作。我认真把脉观舌，结合具体的症状辨证为肝气郁结，用疏肝理气的方法治疗。"抓药"很简单，我们营房前面种植了很多橘子树，我从上面打下一些叶子，再到附近农田里挖一些香附。我把汤药煎好后让文书频服，再配合针刺内关、中脘、足三里3个穴位。经过2天的治疗，文书的病情明显改善，1周之后痊愈。

部队的卫生所坐落在团部，除部队官兵前来看病，还有家属。张副团长的妻子感冒之后，用各种西医疗法，疗效欠佳，每天发热在38℃左右，时有寒热，不欲饮食，心烦意乱。针对这种情况，我认为，中医经典著作《伤寒论》中提到的小柴胡汤较为对证，我用此方予以适当加减，给张副团长的妻子服用了3天后，她的体温正常了，饮食也得到改善。从那以后，她见人就讲："小黄开的中药，比打吊瓶效果还好。"经她这么一宣传，许多家属纷纷找我看病。王副政委的妻子患有冠心病，每天服用许多西药，虽然有一定疗效，但她胃口不好，全身乏力。经望、问、闻、切，我辨证为气阴两虚，以补气养阴的生脉饮为主治疗。患者在服用2周后面色红润，全身有了力气。后来，在我所服务的区域内，大家都喜欢用中医药防治疾病。

有位12岁的男孩，被当地某医院诊断为"癫痫病"，儿科医生告知需要终生用药，其父母十分担忧。父母带着孩子跑了好几家医院进行复诊，诊断结果出奇地一致，他们只好无奈地按时给孩子服用西药。听说部队有个年轻的中医会治疑难病症，他们便抱着试试看的心理找到了我。我认真分析了孩子的病情后认为，患儿内因为痰热、外因与受风邪有关；外因通过内因而发病，治疗方法应内清痰热，外祛风邪。我以中药"化风丹"和"七珍丹"为主，配合汤药为孩子调理治疗1年，病情明显好转，以后再没复发。多年后该患儿到加拿大留学，从事针灸专业。

67岁的张大爷因突发肢体瘫痪和失语到附近县医院检查治疗，被诊断为"脑梗死"，经过治疗病情好转，但出院后留下了偏瘫、说话不清等后遗症。张大爷的女儿用地排车拉着他来到部队卫生所。我为张大爷做了仔细检查，他左侧肢体肌张力减弱，流涎，头晕，

41

舌质暗红、边有齿痕，舌苔薄黄，脉弦滑有力，便仔细询问了他平时的生活情况，张大爷情志易怒，怒气伤肝，肝阴不能制约阳气，使得肝阳上亢，适用于逍遥丸、天麻钩藤饮加减治疗。张大爷服用第1剂药后即见到明显疗效，他的孩子跟我开玩笑说："这是心理作用吧？"老人听孩子这样讲，生气地说"管用就说管用不行吗！"在继续服药半年后，老人诸症明显减轻，生活可以自理了，语言表达自如。中药用得对证，就像配准钥匙，见效也不慢。

十里外有位叫晓晓的5岁女孩，从小厌食，面容消瘦，头发稀疏如同枯草，舌质淡红，苔薄白，脉细数，四肢细如麻杆，个头和同龄小孩比要矮一头还多。家长带着女儿上门求医，经过望、问、闻、切，我认为患儿脾虚疳积，给予针刺四缝穴配合服启脾丸。第2周复诊时，其父亲告知，第二天孩子就胃口渐开，饮食明显得到改善。经过针刺治疗和中药调理2月余，诸症好转，面色较前饱满且红润，头发也有了光泽。孩子的父母别提多高兴了，专程跑到部队感谢我。

那些年，每当感冒流行之前，我都采集大量紫苏叶、大青叶等解表清热的药物，用大锅熬好让部队官兵集中饮用。每当夏日来临，我采集马齿苋等中药材，用同样的方法做好预防准备，部队里的流行病发病率明显下降，而且节省了大量的医药费开支。在为官兵服务方面，我坚持每天早晚2次巡诊，细心体贴每一位官兵，特别对患病人员，除了及时服药，另安排病号饭送到床前，使大家感受到部队大家庭的温暖。

入伍第2年，在团后勤工作会议上，由于我防治疾病工作成绩突出，被评为先进工作者并荣立三等功。全团卫生人员到我所在的卫生所参观我创办的中药房。我在同年入伍的战友中第一批入党。

1981年9月27日，服役期满的我恋恋不舍地离开部队，返乡创办了中医门诊部。

衍强荐方

治失眠方：思虑过多，面色憔悴，可用归脾丸；口舌生疮，心烦意乱，可用朱砂安神丸；口干舌燥，腰膝酸软，可用天王补心丹。

成家与立业

退伍回到家乡，摆在我面前的头等大事是成家立业。

读小学时，我一直是班里的班长。在四年级的时候，未来的爱人路秀会从南京返乡，我们成了同村的同学，从小学一直到初、高中，我们都同在一所学校。路秀会在读淄博四中时被选为学校广播员，我则为班里的物理课代表，我们互相了解、互相羡慕对方。毕业后不久，路秀会分配到淄川标准件厂就业，担任团支部书记并从事广播员和打字员的工作，先后就读淄博卫生学校、山东中医学院即现在的山东中医药大学，分别获得中专、大专毕业证书。我在担任3年赤脚医生后参军，在部队服役3年之后返乡。

我虽是农村户口，但从小喜欢学习，被村里人认为是文雅内敛的性格，尤其是良好的家庭教育，尊老爱幼、乐于助人等从小养成的习惯，都被路秀会看在眼里，记在心里。当我提出与之百年好合的想法后，得到了她肯定的回答。我入伍后，我们信件来往不断，退伍后不久，双方家长为我们操持举办了婚礼。

为了爱人工作便利，我们的小家安在小昆仑村。虽然是租的2间房子，但还是重新粉刷了墙面和油漆了门窗，置办了简单的家具。由于工作关系，我们刚结婚就过起了两地分居的生活。有一次，我与爱人在其工厂附近的路上走着，她用手指着新盖的宿舍楼说："我们今后有这样2间房子就好了。"我只是附和着，心里却在想着自己宏伟的事业。在我的事业成功之后，有一句口头禅："事业事大，房子事小。事业成了，何愁房子？"以此鼓励年轻人，心中要有大目标，只求耕耘，不问收获。不管自己做事，还是给别人打工，勤奋认真，持之以恒，走到哪里都行。

不管在什么地方，总会有人来找我看病。在新的小家入住不久，房东的孩子因患鼻炎来找我治疗，孩子以前常常外用收缩血管的滴鼻液，口服的药物则是消炎加抗过敏的药物。我观察孩子面黄肌瘦，脉象缓弱，舌质淡红、苔白，辨证为脾肺气虚造成的鼻炎。我根据中医里"肺开窍于鼻"的理论和"培土生金"的方法，从调理脾肺内脏的功能入手，加上祛风解表善治鼻炎的中药，孩子的鼻炎逐渐好了，体质也明显增强。周围有不少有类似症状的孩子找到我治疗鼻炎，大多取得了非常好的效果。之后，我以此方为基础，经过多年研究，申报医院内部中药制剂——固本鼻炎胶囊，在山东省药品监督管理局正式注册，现在已经走向全国，海外患者也慕名前来求诊治疗鼻炎。

我非常幸运地赶上了国家给予军地两用人才的优惠政策，大胆向淄川区卫生局提交了"创业申请",申请创办一个门诊部,不久便得到准予开业的批复。我在收获爱情的同时,也收获了设在张博路菜园村段的"淄城中医门诊部"。

门诊部只有2间房子,总面积仅有60平方米,外面1间分隔为诊室和注射室,里面1间做药房。创业是艰辛的,我在部队总共攒了几百元钱,而门诊部需要的东西很多,大件中药橱,小件桌椅、板凳、消毒锅。门诊需要一口大水缸,那时候1元钱就可以买一口新的,而我却用了8角钱买了一口带裂纹的,然后再用水泥抹平裂缝,真正体会到"一分钱掰成两半用"的滋味。在大家的帮助下,大小物件总算配备好了,但如何才能把业务开展起来呢?

回乡伊始,入伍前那些找过我看病的老病号就又纷纷找上门来了。他们知道,我在部队经过锻炼,水平肯定又提高了。再来找我看病时,我也没让他们失望,我时刻做到尊重患者、态度好,尽量开管用的药,让患者少花费、用药少、见效快。

开业头天,就有不少患者就诊,其中周村的一位男孩,2岁,腹泻10余日,经输液等各种治疗都效果欠佳,父母带其前来求诊。当时,孩子精神萎靡不振,抬头及睁眼都表现得十分吃力,几乎到了奄奄一息的地步。舌淡红,苔白厚腻,脉细数,每天无数次水样便。我辨证为脾虚泄泻,给予健脾祛湿的方法治疗。当把中药包好之后,天已经黑了。那时交通不便,回周村的公交车已经没有了,我没有多想,就把他们一家三口带到家里,给他们腾出一间房子过夜。我母亲则亲自给孩子熬药喂药,我给孩子贴上了自己研制的"小儿止泻膏"。经过一个晚上的调理,第二天早上,孩子的腹泻明显好转。看着被孩子腹泻弄脏的被褥，小两口又是道歉又是感激。我母亲则一边收拾着一边安慰他们："脏了洗洗就行，回去照顾好孩子就行了。"患儿父母在感谢声中道别。

衍强荐方

治便秘方：

1. 内热便秘

内热便秘常见于年轻人，表现为舌红苔黄，小便黄，口干口臭，身热等。可服中成药麻子仁丸，此药有泻热润肠的作用，且通便而不伤正。

2. 气虚便秘

气虚便秘是由脾胃气虚无力所致，表现为虽有便意却难以排出，临厕时努挣，便后疲乏。可以服用补中益气汤。

3. 血虚便秘

血虚便秘是由于血虚不能濡润肠道造成大便秘结。妇女产后多因血虚导致便秘，表现为面色无光泽，心慌，唇舌色淡。治疗上应以养血，润肠通便为主，服用润肠丸。

4. 寒性便秘

寒性便秘是肠道虚寒运送无力所致，常有小便清长量多，面色白，四肢凉，腹中冷痛等表现。寒性便秘在老年阳虚者中多见，治疗上可以采用济川煎温补肾阳，润肠通便。

5. 老年人常见顽固便秘

老年人常见顽固便秘的根本原因是脾虚，脾失健运不能为胃输布津液。在临床研究中发现，大剂量用白术治疗脾虚便秘效果较好。白术是健脾圣药，可调理脾胃，既有通便作用，又有止泻的作用，具有双向调节的效果。

累并快乐着

因我发明了治疗小儿腹泻、厌食、发热、咳喘的"一贴灵"系列外贴膏药，配合汤药效果显著，很快方圆几十里的患儿涌入了我的诊所。为了有秩序挂号，我制作了 50 个牌子，几乎天天爆满，有时候一天要挂 2 遍。我有时走亲访友，刚和爱人走出家门，就被求诊的患者给半道截回来。时间长了，凡是同学、战友聚会，数我迟到得最多，但是大家都非常谅解并习以为常。

超负荷的工作使我身心疲惫，我盼着有个休息的时间，但即使是大雨天还是会有二三十个患者求诊。冬天天冷，我在房子中间生了一个煤炉，烟筒烧得很热。有一年冬天，因为诊室小患者多，一位家长不小心把怀中孩子的腮帮子碰到了烟筒上，随着孩子惨烈的一声哭叫，诊室里充斥着一股焦煳的味道。我赶紧站起身，迅速拿生理盐水给孩子清创消炎包扎。

　　除了这样的惊险场面，还有许多趣闻。每当春节来临之际，人们都到淄川浴池洗澡，有很多肚脐上贴有黑膏药的孩子，都是我的患者，这成为浴池中一道有趣的风景。曾经有一位淄川区二里村的患儿家属讲，他的孩子取的3剂中药挂在自行车把上，回到家中发现药物丢了，但孩子的病却好了，感觉真是神了。另有一位患儿家长讲，孩子的腹泻在贴上膏药后不久便好了，他就把膏药揭下扔在地上。过了一段时间，孩子又出现腹泻，孩子母亲又从地上捡起沾满灰尘的膏药，吹去上面的尘土再用火烤，然后重新贴在肚脐上，孩子的腹泻又治好了。更有趣的是一位老太太，好不容易排号看上，她对着桌子上一个装有压舌板的筒子说，黄大夫你给我抽抽签吧。我笑了起来，大声说："大娘，我不会抽签，这是看嗓子用的压舌板！"从这些可以看出，医生给患者治疗，只要效果好，就会受到人们的尊敬甚至崇拜。

　　我们村的一位路女士，因婚后多年不孕前来求诊。患者身体消瘦，面色无华，脉象细弱，舌质淡红，苔白嫩。我辨证为中气不足，不能固摄造成的不孕，给予补中益气汤为主治疗。半年后，患者怀孕，足月顺产一男孩。以前，大家只认为我在儿科方面有建树，没想到我还能治疗不孕症。于是，这个消息不胫而走。

　　淄川区某厂领导的女儿，婚后多年未孕，服用大量中药无效。当我接诊时，发现她的手特别凉，据患者自述，她一年四季都怕冷，诊脉迟缓，观察舌质淡红，苔白。我辨证为脾肾阳虚，宫冷不育，给予真武汤、温经汤加减，患者3个月后怀孕，足月顺产一男孩后，仍面色红润，神气十足。她不但有了孩子，而且身体更加健康。张店一女士不孕，闻讯找到我。患者情志抑郁，容易心烦，脉象弦涩，舌质暗红，我辨证为肝郁血瘀，给予疏肝解郁、活血祛瘀的方法调理，几个月后，患者怀孕，次年顺产一女孩。

除了女性不孕，男子不育也有人前来求治。我告诉患者不要盲目服药，要求他们先去做精子检测，如果是无精子症，再分析是阻塞不能排出，还是没有精子产生；如果是因患睾丸炎等引起的无精子症，则无法治疗。先诊断、再治疗，不能让患者花冤枉钱，依据这样的原则，我治愈了一些患者，其中一位男士高兴地说，黄大夫不但给我治好病让我生了儿子，性功能还得到彻底改善，黄大夫什么也不要干，只生产这种药丸就可以。我听后淡淡一笑说道，中医治病贵在辨证，这个人有效，换一个人不一定有效。

中医的功夫在于多年经验积累，只有严格按照"观其脉证，知犯何逆，随证治之"的祖训，方能出奇制胜，中药是草，用好了才是宝。

因为每天患者多，我在门诊时，坚持饭后尽量少喝水，以减少因上厕所而让患者等待的时间。午饭为了节省时间，家中经常包水饺送到诊所，我都是站着几分钟就吃完，然后马上投入到看病中。有时实在累得撑不住，我就悄悄走到楼下的中药材仓库，在装有中药材凹凸不平的麻袋上，放上一张塑料布，躺在上面休息一会。每当这个时候，我都感到幸福极了。眼睛闭一会，我再看手表，大约10分钟时间，想到那么多患者在等着自己，就马上快步跑到诊室继续看病。因为写字多，到了下午，我手指经常发生痉挛，自己左手反复拉右手的指头，稍微缓解一下，再继续看病开方。

在诊所里很忙，不在诊所的时候也闲不住。我每周还要到博山和张店药材公司进药。孟子有云："故天将降大任于是人也，必先苦其心志，劳其筋骨，饿其体肤，空乏其身，行拂乱其所为，所以动心任性，曾益其所不能。"那时候大气特别冷，我进中药材的交通工具是一辆摩托车，妻子把我从部队带回的棉裤裤腿剪下来，经过加工，捆绑在摩托车把上。在骑摩托车的时候，我再戴上带大棉耳朵的帽子和皮手套。不知有多少次，摩托车在去博山进药途经白塔时出现故障，遇到雨雪天，又饥又寒，前不着村，后不着店。幸好妻子的单位在昆仑镇，我耐着性子，慢慢推着车，到了昆仑镇之后已经夜幕降临，爱人赶紧把热汤和热饭菜备好，当我吃完之后疲惫全无，俩人互相交流自己的工作情况，共同憧憬着美好的未来。

第二天上班之后，妻子路秀会的同事看到我摩托车后面装的中药丝瓜络很好，纷纷采下来，人手一份，做刷碗的工具。有一次到张店进药，摩托车在半路的王母山出现故障，天已经黑了，哥哥骑上摩托车去找我，经过我坏车的地方竟然没有看到我，反复来回巡视才找到我。哥哥用他的摩托车拖着我的摩托车，把我带回了诊所。

很多同行在开业之后，都会有冷场的时候，而我从做医生开始还没有坐过冷板凳，不是自己的本事有多大，而是我用一颗滚烫的心看待患者，并主动上门找患者。多少年之后，我的医疗团队发展到上百人，我经常对各位学生和年轻医生讲："医疗是门多学科的学问，来不得半点虚伪和骄傲，一辈子都需要诚实和谦虚的态度。不要把医生当作普通的职业，要作为一种神圣的事业。在工作中要带着问题学，活学活用、学用结合、急用先学。"

由于门诊工作忙，头绪多，我不能每天到相距 10 公里的昆仑镇与妻子见面，有时候到博山进中药材路过才约上爱人一同前往博山药材公司，感受两人世界。有一次，进好药物之后来到博山照相馆，放下手中拿的和肩上扛的中药材，我和爱人拍摄了我们结婚后第一张照片。

在经历 1 年的临床之后，我遇到的疑难病越来越多，深感知识匮乏，渴望再向高人学习。

心想事成，1983 年从北京返回家乡的高纯汉老先生，在淄川区北关村举办中医夜校，我如愿以偿地实现了自己的梦想。

衍强荐方

中医讲少年补肾，中年疏肝，老年健脾。少年补肾的意为，年轻的时候身体发育尚未成熟，需要补肾以增强人体生命的原动力，常用方为六味地黄丸。中年疏肝是指中年事务繁多，容易生气恼怒，应该疏泄肝木，以保持良好的心情，常用方为逍遥丸。老年健脾，是指老年人脾胃功能逐渐衰减，表现为食欲减少、全身乏力，从养生保健，益寿延年的方面考虑，时时刻刻保护脾胃显得非常重要，常用方为资生丸。

本领需激励

　　1983 年春节刚过，高纯汉老先生就从北京返回家乡，在邻村举办中医夜校，我立刻报了名。通过这次跟师学习，让我真正了解了中医的博大精深。

　　高老先生毕业于华北国医学院，是北京四大名医施今墨先生的入门弟子。高老先生从小深受儒家思想的熏陶，生活习惯非常讲究。听课前，十几位学生分别擦桌子、清扫地面，春夏为老师泡上西洋参茶，秋冬则泡上红参温饮，规规矩矩地放在老师的教桌上。红萝卜素来有"小人参"之说，在秋天上市之后，老师要求大家把它煮熟后剥皮食用，以补益身体。吃水萝卜则配以茶饮，以使人体气机上通下达，充分把中医药的养生保健知识落实到日常生活中。

　　高老先生仁慈为怀，医术精湛，十里八乡前来就诊的患者络绎不绝。他不论贫富，一视同仁，总是热心对待每一位患者。对前来学习的学生从不收费，培养出了一批德才兼备的优秀中医人才，他的学生现在大多 60 岁左右，遍布淄博各地，为中医药事业贡献着自己的力量。

高老先生治学严谨，他认为："当下中医开方西化，许多中医开时方，药物虽然平和，但很难治愈大病。正确的方法应该弘扬张仲景的学说，不但常见病有效，疑难疾病同样可以取得较好的效果。"因此，他要求学生下苦功研读中医的四大经典著作。他带领学生们粗略地学习《黄帝内经》之后，又重点带领大家学习张仲景的《伤寒论》和《金匮要略》以及吴鞠通的《温病条辨》。老师每天晚上讲几条经文，引经据典、反复讲述，然后再讲临床病例，听理论比较抽象，听病例则直观形象，这使学生们有茅塞顿开的感觉。

《伤寒论》中第一个方子是桂枝汤，它被誉为"群方之冠"，张仲景在其《伤寒论》和《金匮要略》两部书中，取桂枝汤之意加减化裁的系列方剂有 26 首。我刚开始学习的时候认为这个处方只是治疗感冒的处方，可是老师讲到此方不仅可以治疗体虚型感冒，更是一个强壮人体的基础方。此方对虚寒型胃炎、胃溃疡有非常好的治疗效果。韩国人早在几十年前，就已经将其制作成饼干销往全世界，其中的药物有桂枝、白芍、炙甘草、生姜、大枣、饴糖，看上去很像我们家庭厨房常用的食品。据高老先生讲，在《伤寒论》成书之前，有一本书叫《汤液经》，其作者就是一位非常高明的厨师，名字叫伊尹，他总结前人运用本草治病的经验，结合烹调技术创制了许多汤方。桂枝汤就是用辛香调味料创制的，其中的桂枝、姜、大枣至今仍是我们厨房里的常用调料，张仲景的桂枝汤在伊尹的汤方基础上做了系统的整理和提升。我们今天讲"药食同源",实际上"药源于食"。

当学到大青龙汤的时候,我认为这就是一个治疗感冒发热的方子。可是不久,村里的一位中年女性,患有银屑病找到老师,老师号脉观舌问诊之后,以此方加味,开 7 剂,患者服用后皮屑脱去大半,调理 3 个月痊愈。我不解地问其中的道理,老师讲,这个病的原理是"外寒内热",人体外面感受了寒凉之气,汗孔闭塞,人体里面素有大热不得外出,因而出现不汗出烦躁的现象。这样的患者的皮肤有邪毒不能排出体外,用此方把汗孔打开,把体内的热邪排出体外,皮肤也就恢复正常了。他形象地比喻说,这就如同房间进了盗贼,把门打开将其驱赶出去。我一边听着,一边领略中医药知识的哲理性。中医学研究的是证,西医学研究的是病;证是因,病是果,证解决了,病就消失了。中医看病首先需要认识"证",认识"证"需要望、问、闻、切四诊合参。张仲景明训:"观其脉证,知犯何逆,随证治之。"一名好的中医,这 12 个字需要研究一辈子。

一位同村慢性结肠炎的男性患者,要我带他去找老师求诊。老师仔细进行四诊之后,说这是典型的"上热下寒"的厥阴证,开了乌梅丸加减,并针刺了中脘、天枢、足三里等穴位,之后让患者回家自己灸神阙、命门、脾俞、肾俞。经过 1 年的调理,患者诸症消失,体重增加,面色红润。中医治病,首先是对证,第二是坚持,慢病慢治,医生需要严谨认真地研究治疗方案,患者则需要坚持用药。然而在临床上,经常看到不少患者,不按时用药,即使有了明显的效果,也擅自停药,有的因过度劳累或生气恼怒使病情复发。尤其是恶性血液病和癌症患者，如果不按医嘱会增加治疗难度，实在不应该。

在学习过程中，每次讲新课之前，老师会先让学生背诵上一节课讲的内容。在十几名同学中，我的压力最大，因为我每天要面对几十名甚至上百名患者，白天几乎没有时间复习功课，因此老师提问时我有时背不出来，显得有些尴尬。但我没有气馁，而是自我加压，总认为"这倒是一种最好的刺激学习的方法，哪里不懂再重点地记忆，反而印象更深"。我以后总结成才的规律：一般本事靠学习，特殊本事需激励。

其实，特别聪明和特别笨的人比较少，一般智商的人比较多，关键是谁能在作出正确的选择之后坚持下去。常言道"十年磨一剑"，我从十几岁迷恋中医，已经超过40年，不断超越自我，一步步走向成功，这是功到自然成的结果。

1981年10月30日，我的女儿黄飞出生了，为这个小家庭带来了欢乐的气氛，同时我也在事业、学业、家庭之间更加忙碌奔波。有一次孩子发热到40℃，那时候通讯不方便，凌晨时，妻子一个人心急火燎地骑自行车跑了10多公里，从昆仑镇赶到淄川，我闻讯赶紧拿上药物，两人再返回昆仑镇给女儿喂药打针。

我快乐并忙碌着，一年一个台阶，向着更高的目标不断迈进。

衍强荐方

治心悸方：心悸的原因虽有外感、受惊吓、情志失调以及脏腑气血阴阳亏虚等，但不外虚实两端。虚即心之气血阴阳亏虚，实乃痰饮瘀血为患，但本病多为虚实夹杂相互影响。

　　本病总的治疗法则为补虚泄实。气虚用黄芪；血虚用当归；阴虚用六味地黄丸；阳虚用金匮肾气丸；痰饮用二陈汤、苓桂术甘汤；瘀血用桃红四物汤。建议在医生指导下服用。

治疗肝癌是机遇

    1984 年 10 月 5 日，淄川区黄家铺店子村的一位村民得了肝癌，治疗无果，只好回家等待死亡的来临。1978 年之前，这位患者经常呕吐，用过许多方法治疗皆无效，这位患者的妹妹和我一个村，在她妹妹的带领下来找过我，我用中药灶心土为主的方子治好了她的呕吐。这一次，患者的家人又想到了我。他们抱着"死马当作活马医"的心态求治。这让我联想到《黄帝内经》中的："言不可治者，未得其术也。"我开办门诊后，时常以此名言鼓励自己。

    患者家属找到我后，我鼓足勇气决心一试。但家人和朋友却劝我说，对待这样的患者，最容易劳而无功，毁坏了自己刚刚树立的名声。既然这是被大医院判了"死刑"的患者，再治不是自找麻烦吗？

    无论大家怎么劝阻，我还是骑自行车来到了患者家里。

看到患者后，我才感受到自己的鲁莽。只见患者躺在床上，由于长期遭受疾病的折磨，骨瘦如柴，全身发黑，肿瘤像瓢一样扣在肚子上。我上前把脉，脉搏微弱，细如游丝，舌质紫暗，苔黄燥。患者已病入膏肓、奄奄一息。在我治疗过的所有患者中，从未见过如此危重的患者，尤其是这样一位肝癌晚期患者。我心里打鼓，迟迟不敢开药方。患者家属倒是通情达理，让我不要有顾虑，大胆用药。然而，为了慎重起见，我还是没有贸然行动。

我带着许多疑问求教当地几位很有名的老中医，他们根据多年的行医经验，都给出了同样的回答：病情危重，不要冒险。

俗话说初生牛犊不怕虎，药物还没用，怎么就知道不行呢？虽然老中医的话很有道理，但我还是决定放手一搏。

经过深思熟虑后，我再次来到患者家中，进一步深入了解得知，患者性格内向，常年闷闷不乐。根据这种情况，我查阅了大量药方，从病因入手，对证施药，心情不好就用逍遥丸。此方的病机是肝郁脾虚。从中医理论上讲，肝郁气滞可以引起血瘀，瘀久则形成肿瘤，肿瘤恶性病变就成为癌症。另外，我还选用了张仲景的鳖甲煎丸，这2个方子一个治因一个治果。我经过加减化裁开出中药煎服的方子，让患者以之代水，每天不分次数频频服用。服药2周后患者的病情出现了转机，能喝米汤了，渐渐地能喝小米粥了。2个月之后，奇迹出现——患者能够下地了，并能生活自理和干简单的家务活了！

1年之后，这位患者腋下夹着一块匾额与丈夫走进了诊室，患者一边把写有"医德高尚，妙手回春"的匾额送到我手中，一边激动地说："黄大夫，我们全家人谢谢您，如果不是您细心治疗，我可能早就不在了。"这时患者眼里流出了泪花。我也激动地心跳加速，因为这是我自1975年正式行医以来收到的第一块匾额。

这一病例让我的名声大振，方圆几十里的癌症患者闻讯前来。面对从来没有看过的疾病，我每天晚上看书寻找合适的方子。在多少年成功之后，我经常谈到应该感激"书老师"，特别是《中医症状鉴别诊断学》这本书，帮助我答疑解惑，治好了许多大医院放弃的患者。实践使我体会到，读书是学习，使用也是学习，而且是更重要的学习。学习的关键是要把书本知识转化成自己的真本事，在理论、实践、理论不断升华的过程中，产生质的飞跃。这个过程需要完成最基本的记忆，然后是悟性，再加上"德性"。后来我曾多次出国，一些人对我讲，"德性"是正能量的积累，能够开发自己的智慧，能够给人一种看不见的力量，从而战胜无数的疾病。我认为，除了医生的医德，患者也要修德，医患结合，正能量就多了，从而创造更多的生命奇迹。

2008年10月，上海浦东54岁的姜先生被确诊为胰腺癌肝转移，生存期只有半年左右。当时我正在上海进行"扶正祛邪与癌症防治"的讲座，患者的表姐第一个走向讲台索要我的名片，并对我讲："黄院长，您讲的课我听懂了，很容易理解。我在上海听了许多课，关于基因、分子什么的听不懂。"然后讲了其表弟的病情，我对她的问题逐一做了回答。姜先生第二天就找到我，他当时的症状是，面目及全身黄疸，持续高热，精神萎靡不振，喜凉饮，大便干，几日1次，恶心呕吐，腹痛腹胀，舌绛，苔黄厚，脉弦有力，我辨证为肝胆湿热郁阻。这让我想到了以前曾经治疗过的一位尿路结石患者，给他服用了排石汤后，他1周就排出了结石。癌症在中医古书中称为"岩"，形容其如岩石般坚硬。中药鸡内金有消食健胃的作用，可以用来治疗结石。我用鸡内金加金钱草、海金沙、郁金配伍，清利肝胆湿热，取名"四金化石汤"给患者服用，另加张仲景名方大柴胡汤、茵陈蒿汤化裁，再加自己研制的散结通胶囊给患者服用，治疗半个月后，他的黄疸明显减轻。又经过3个月的调理，患者从生活不能自理到能下床活动。连续治疗1年后，他每天可以在爱人的陪伴下走路2公里。2009年12月，患者做CT复查，发现原来肝上转移的肿块已经变成点状，肿瘤4项检测报告中有3项正常，1项指标稍高。再过1年后复查，影像检查及肿瘤相关指标基本正常，患者如此安全度过5年。

此后不久，另一位患者家属特别邀请我去上海给他的家人看病，并再三说明他负责往返机票和食宿等费用。我到达上海后，在病历中看到：张某文，男，64岁，安徽蚌埠人。2011年3月在上海瑞金医院确诊胰腺癌并行手术，术后出现肝脏转移。前来就诊时，患者全身无力，畏寒，食欲差，吃流食，脉缓涩无力，舌质暗红，苔黄厚。我辨证为气阴两虚、肝胆湿热内蕴，在益气养阴、清利肝胆湿热的治疗原则下，给予资生丸、散结通胶囊，以及中药胶囊、汤药等药物，同时配合郭林气功锻炼，患者的病情逐渐改善。患者至今生存超过5年，还在自己的家乡带领新的癌症患者进行康复锻炼。

衍强荐方

治慢性咽炎、咽喉炎验方：桔梗 15g、甘草 10g、元参 15g、麦冬 15g、胖大海 10g，每天 1 剂，水煎服。

自考三年收获多

1988 年 10 月，我参加了为期 3 年的全国高等教育成人自学考试中医专业的学习，并于 1991 年 5 月份完成了学习考试，圆满毕业。

这期自学考试，是党和政府为我们中医专业人才自修大学学历，接受大学教育创造的一次极好的机会，同时充分显示了党和国家对中医事业的重视和对中医人才的关怀。我有幸参加这次考试，并在老师和同学们的帮助下，顺利通过了 12 门功课的考试。

回顾所走过的路程，体会颇深。

毕业那年，我 34 岁。那时，农村缺医少药，经济条件差，老百姓生了病，大都是依靠"一根银针，一把草药"，有些疑难大症用中医中药治疗，往往效果较好。看到这些，我对中医有了新的认识，暗下决心学好中医，造福人类。在没有参加自学考试之前，学习是一个艰苦和艰难的过程，我没有书就借，不懂就问，虚心向中医前辈讨教，热情为村民服务。可是书到用时方恨少，由于我学识浅薄，知识面窄，在临床上应用起来很难得心应手。因此，能够上大学深造、接受正规教育、系统地掌握中医中药知识、开阔视野，成了我多年的夙愿。

然而，在上大学的年龄，由于种种原因，我没能如愿进入大学校园，每当回想起来总有一种失落感。

当山东省成人高等教育中医专业自学考试的消息传来时，我异常兴奋，就如久旱的禾苗，得到了阳光雨露。我决心抓住这次机会，系统学习中医学院开设的各门课程，完成自己多年的愿望。然而，人到中年要想自学成才，谈何容易。白天，我要接诊许多患者，晚上又要挑灯夜读。父母年老多病，孩子需要辅导，人到中年万事忙！

对我这个年龄的人来说，时间是最宝贵的。没有时间怎么办？挤！这使我想起爱因斯坦所说"人的差异产生在业余时间"，一个人的业余时间总是处在多和少、有和无的交错之中，如果能够高压挤出并充分利用，那自然就会超出一般。就这样，我每天挤出 2 到 3 个小时自学，白天像是上了发条的钟表，晚上经常读书到深夜，有时通宵达旦。我相信，坚强的决心和毅力加上时间做保障，是走向成功的第一步。

1988 年 10 月，我首次报考了中医基础理论和中医诊断学 2 门课程的考试。在这之前，由于自身专业的需要，本人在学习中医妇、儿科方面颇有侧重，治好了一些患者，因此前来就诊的患者络绎不绝。为了提高儿科的治愈率，我报了10月中旬在杭州面授的"全国中医儿科提高班"，这与自考时间非常接近，2项学习齐头并进困难重重。我内心很矛盾，如果放弃杭州的面授，就失去了一次向全国中医儿科专家学习的珍贵时机，如果前往杭州面授，我又怕影响2门自考功课的成绩。经过反复考虑，权衡利弊，我最后决定，2项学习的机会都不能放过。

在杭州1个多月的学习时间里，我白天聆听著名教授何任讲解经方在儿科的应用和全国著名儿科专家马莲湘、俞景茂等老师的经验介绍，晚上抓紧时间学习自考课程。因为担心在宿舍里学习影响别人休息，每晚12点前，我都是在走廊和马路灯下度过的。人说"西湖美景赛天堂"，我却"夜读杭州路灯下"。为了学习，休息日里我无暇观光。在刻苦努力下，我不仅圆满完成了赴杭州学习任务，提前2天赶回，还参加了中医基础理论和中医诊断学2门自考课程的考试，并取得了较好的成绩。

1989年4月，我又报名参加了中药学和方剂学的考试。这次考试不尽人意。由于自己觉得，从事中医10多年，中药方剂不离手，过关不成问题，所以我产生了放松的思想。考试的结果是中药学没过关，这就犹如给了我当头一棒，把我敲醒了。总结失败的教训，我深刻意识到：医学是门科学，在科学面前，来不得半点虚伪和傲慢，需要的是诚实和谦虚。端正思想之后，我又重新振作起来，参加了第3次考试，在我考了中药学之后，又报了正常人体解剖学和生理学。3门功课同时进行，难度是相当大的，特别是西医学课程，我非常陌生，那些名词术语让我望而生畏。这些内容必须理解消化、融会贯通，在理解的情况下，牢牢记住，只有这样，在考场上才能立于不败之地。

自学考试难就难在"自学"上，而我只有死啃书本，自己理解，遇上难度大的真是百思不得其解，每向前迈一步都非常困难。为了加快学习速度，我和参加中医自学考试的几个同学自发组织了7人学习小组。同学们在一起各抒己见，取长补短，互相鼓励，携手共进。我们的学习方法是：对难理解的问题通过画草图、编歌诀、打比方等多种方法，达到理解准确、记忆牢固的目的。我们自学小组的7个同学，都是邻村卫生室的骨干人员，每个人都是身兼数职，既要做好计划免疫和妇幼保健工作，又要为群众防病治病。我们之中年龄最大的已近半百，最小的20多岁，坚定的自学成才信念促使我们走到了一起，不论刮风下雨，酷暑严寒，我们都持之以恒地坚持了下来。这一次，我报考的3门课程——中药学、正常人体解剖学、生理学全部过关。

"攻城不怕坚，读书莫畏难，科学有险阻，苦战能过关。"这是叶剑英元帅当年对科技工作者的谆谆教诲。

自学考试犹如一场马拉松式的赛跑，但是，我们的自学小组扎扎实实地坚持了下来。1990年4月份，我参加的医古文和中医内科学考试顺利通过。10月份我又继续参加了哲学和西医内科学2门考试，当时正值家中盖房，对于农村人来说，盖房是一辈子的大事。而我报考的这2门课程又是以前从来没有接触过的新课，我对它们一窍不通，学习难度相当大。如果没有时间保证，是不可想象的，但又不能丢下房子不盖，这是我苦心操持这么多年的夙愿。

考试要进行，房子也要盖。我找哥哥姐姐求援，他们态度非常明朗，一句话："你就安心考试吧，盖房子我们管，只要你能考出好成绩，我们就都满足了。"这次盖房，从设计到施工，再到最后竣工，他们没让我推过一车土，没让我搬过一块砖。亲友们的鼓励和支持，使我非常感动，我没有任何理由不坚持下去，没有任何理由不考试过关，我顺利通过了哲学和西医内科学 2 门课程的考试。

1991 年 4 月，我参加了中医妇科学和中医儿科学最后 2 门课程的考试，这已经到了最后的冲刺阶段，也是对我们自考学员的最后考验。妇科、儿科是我的专长，我决心以饱满的热情迎接这次考试。

然而天有不测风云，正当我准备奋起直上的时候，意想不到的事情发生了。一直鼓励我学习，帮我承担业务重担、身体健壮的老父亲因"脑血栓形成"住进了医院。父亲为我的成才耗费了不知多少心血，在家中的兄弟姐妹中只有我是学医的，照顾老人成为我义不容辞的责任。

在医院里，我既要照顾老人，又要坚持学习。我采取化整为零的分段记忆法，把要背诵的内容抄在卡片上，随身携带，抽空就看，连上厕所的机会也不放过，利用一切可以利用的时间去学习。在父亲病情大有好转的同时，我收到了这 2 门课程的合格证书，圆满完成了全部课程的考试。与此同时，我晋升为一名主治中医师。

经过 3 年的中医自学考试，我开阔了视野，增长了见识。以前在临床上往往着眼于一病一方的治疗，现在我以中为主，中西结合，如支气管炎、哮喘等呼吸系统疾病，出现干湿啰音时，我往往按炎症治疗，而中医很少使用听诊器，经过系统学习之后，我从临床观察到：西医学所说的干性啰音大多像中医所说的阴虚证，而湿性啰音大多像中医所说的痰饮证，我以中医理论为指导，让听诊器成为中医辨证论治的辅助工具。再结合舌脉症状，遣方用药，收效显著。

通过多年的临床实践，我深感诊断学与中医辨证分型论治结合的方法较好。如，我遇有 2 例因为腹泻，经西医学诊断为"慢性结肠炎"，但治疗 2 个月不见效果的患者。一例是龙泉矿孙先生，男，43 岁，用各种抗生素治疗无效。来诊时面色消瘦，腹痛即泻，黎明尤甚。脉沉弦，舌淡苔白，纯系寒证，前医药不对症，自不奏效。我给予四神丸，痛泻要方化裁，3 剂后腹痛减半，10 剂基本痊愈，后配药丸巩固治疗。另一例是我的老师，现在淄川东街小学任教，病情和孙先生基本一致，同样调理月余而愈。

衍强荐方

防流感方：

1. 茶盐水漱口法

坚持每天早晚在绿茶茶水中加入少许食盐漱口，可有效预防流感病毒。

2. 玉屏风散颗粒

按照说明书服用玉屏风散颗粒。

3. 艾灸法

取足三里穴与大椎穴，用艾通贴贴在穴位上，每天换 1 次。

小针刀是大学问

　　1987年10月，我来到有着六朝古都之称的南京，参加全国第二期小针刀疗法学习班。这期学习班由小针刀的发明人朱汉章教授亲自授课。这种方法见效较快，一度被誉为"小神刀"。朱教授本次授课博得了来自全国各地学员热烈的掌声。

　　朱教授创办的南京骨伤病医院坐落在风景秀丽的玄武湖畔。由于条件有限，学员睡的是地铺。幸运的是，我与朱汉章教授的外甥施晓阳住在一起，那时我们的年龄都不到30岁，同吃、同住、同学习。施晓阳经常拿他舅舅的学习笔记让我看，因此我对朱汉章教授有了更多了解。

　　朱汉章教授原本是江苏沭阳的一名赤脚医生，在农村看到老百姓患病、缺医少药的情况后，立志学医。他在对常见病的治疗得心应手后，进而专心研究疑难病症。朱教授在讲课时曾特别提示学员，大医院能够治疗的疾病不要研究，越是教科书中不能治疗的疾病越是攻克的重点。

在朱教授二十几岁时，遇到一个特殊的病例。这是一名木工，在用铲子时不小心铲到了左手心，伤口愈合之后，整个左手成握拳状，五指不能伸开，这只手成了废手。全家人为作为家里顶梁柱的他四处求医诊治，然而，即使是省城大医院也没有很好的治疗方法。

朱教授当时也没有看过这样的病，他让患者过 2 天再来治疗。他带着问题反复思考后认为，左手五指不能伸开，应该是外伤之后肌腱、神经、血管粘连的结果。如果分组把粘连的组织分离开，或许有改善的可能。依照这样的思路，当患者再次来诊之时，他让患者掌心向上，选择一个指缝常规消毒之后，用一个注射针头直刺进去，患者痛得嗷嗷大叫，他又让患者掌心向下放在桌子上，他则站在桌子上，用脚踩在患者的手背上，又是一阵嚎叫。最后消毒，手术完毕，他告诉患者 1 周后再来治疗。

患者再次来诊时，他发现患者的左手已经可以伸开一点了。他又用这样的方法为患者治疗了几个月后，患者被彻底治愈，并且可以从事他的木工工作养家糊口了。

从哲学理论的角度来看，偶然之中孕育着必然。在这之后，朱汉章教授用这样的方法治疗了许多大医院放弃的颈肩腰腿痛患者。后来，他发现针头并不好用，因为针是一个点，而肌腱、神经、血管损伤之后是一个面。他想，如果把圆形的针头加工成长方形带刀刃的刀，这样在病灶的部位会更好用。为了在实施手法中知道刀刃的准确方向，朱教授在设计小针刀时，让针柄与刀刃方向一致。后来他把这种既像针又有刃的新医疗器械定名为"小针刀"。小针刀在进入病变部位之后，不管纵剥离还是横分离，操作起来都很方便。在具体的手法上，他又总结出"定点定向，加压分离"的手法。在选好病灶准确施术时，用紫药水做好标记，进行常规消毒后，将针刀加压刺入皮肤，按照肌腱的走行方向，避开神经和血管，做松解和剥离。后来，他又随着不断的临床实践，把小针刀治疗的疾病从外伤性疼痛扩大到内科疾病，使许多以前认为不可治愈的疾病成为可治之病。

经过半个月的学习，我回到淄博，门诊的治疗业务也在内、妇、儿科的基础上增加了小针刀疗法。我用小针刀治疗的第 1 个病例，是淄川区黄家铺村一名打锡壶的技工，他的右手拇指由于常年劳作，患了腱鞘炎，俗称"扳机指"，影响了他的生意。我在诊断准确之后，采用"定点定向，加压分离"的方法，1 次见效，3 次完全治愈。患者如释重负，感谢这种简捷的治疗方法。第 2 例是淄川区龙泉镇的一位 60 岁开外的男士，他右手患腱鞘炎，严重的时候，拿在手中喝水的杯子能够突然掉在地上，经用以上的方法，2 次治愈。第 3 例是淄博火车站的一位女士，她患了第三腰椎横突综合征，多年间去过大大小小无数医院，就是不能根治，我用以上方法 3 次治愈。第 4 例是我三姐夫，患梨状肌综合征，右腿疼痛，走路跛行，经用以上方法 2 次治愈，至今没有反复。

自此以后，我又用此方法在临床中治愈了无数患者。

衍强荐方

治腹泻方：腹泻分寒热两种类型。寒泄的主要原因就是受凉，通常会有肚子怕凉、喜暖喜按、大便清稀无臭味、排便顺畅的症状，需以温热的药物祛除体内的寒邪，可用附子理中丸。如果是热性的腹泻，通常表现为肚子喜凉、怕热、大便黄臭、排便不顺畅、肛门有时肿痛，可以服用盐酸小檗碱片。

第二辑

扫码听故事

中药香里身体强

中医文化扬古都

中国『幸子』有救了

向血癌宣战

在国外过中医节

我的中医中药梦

医圣碑前诉心愿

向血癌宣战

1992 年，我拿到山东中医学院即现在山东中医药大学的毕业证书之后，已经不满足于现阶段的成绩，认为自己应该在治疗常见病的基础上，向治疗疑难病症发起冲刺。

所谓"言不可治者，未得其术也"。当时，在所有疾病中最难治的就是癌症，因此，我把运用中医药方法治疗癌症定为自己的奋斗目标。之所以这样做，并不是盲目的，我有如下两方面的基础。

第一方面的基础是，我自 1984 年第一次接诊肝癌患者，取得了一定的效果后，后续又应各类型癌症患者的要求对他们进行治疗，并取得一定效果。

第二方面的基础是，我当时正与多年致力于血液病及癌症治疗的张荣国老先生合作。1988 年参加中医大学考试之后，因为我离开诊所，许多登门求诊的患者找不到医生，父亲便亲自从淄川赶到济南找我，问我如何解决这一问题。我想到曾经和我一起跟随北京名医学习的张荣国先生，他当时已经退休在家，我拜托父亲说服张老先生重新出山，替我撑起门面。父亲登门拜访说明情况后，张老先生非常愉悦地答应了。如此安排之后，我就可以按时参加在省城举办的高考辅导班了。张老先生多年来致力于血液病及癌症的治疗，在患者中建立了良好的口碑。

在高考结束之后，我请来几位好友研究，希望尽快把中医药治疗血液病的业务开展起来，于是就有了第一篇通讯报道《幸子有救了》。报道刊发之后，吸引了全国各地的患者前来淄博就诊。

我对较早前来就诊的一位2岁多的男孩印象特别深刻。那是1993年8月16日，一辆黑色的桑塔纳轿车从浙江金华开到了淄川宾馆。当天下着毛毛细雨，我如约赶到那里，孩子的父亲从车上下来，和我握手问候之后，带我到了他们的房间。孩子父亲拿出厚厚一摞在当地医院治疗时的病情资料，慢慢向我讲述孩子的治疗经历。

患儿于1993年7月在浙江医科大学附属第一医院经骨髓穿刺确诊为急性粒细胞性白血病（M_2a）。当时医院要求住院化疗，但因孩子年龄偏小，体质虚弱，未予化疗，后又转至金华市中心医院住院化疗1个疗程，有了一定缓解。化疗结束后，孩子出现发热、血象低下等症状，为此家长决定中止化疗。在打听到我们医院有用中医方法成功治愈患者这一消息后，不远千里找我治疗。

孩子当时的临床表现为周身乏力，嗜睡，低热，易哭闹，纳差，二便尚调，面色苍白无华，少神，舌质淡红，苔薄黄，脉细数无力。查体记录示中度贫血貌，皮肤散在出血点，淋巴结未及肿大，颈软无力，心肺听诊未见异常，腹平软，无压痛及鼓胀，其余未见异常。血常规示白细胞计数 $4.3×10^9$/L，红细胞计数 $3.2×10^{12}$/L，血红蛋白 51g/L，血小板计数 $38×10^9$/L。中医辨证为邪毒内侵、气阴两虚，治疗方法为解毒透邪、益气养阴。截止 1996 年 7 月 9 日，孩子用药已 3 年有余，第 10 次诊疗时骨髓检查和血常规检查均正常，无明显不适，但时有厌食和消化不良。考虑此为长期服用中药导致脾胃运化失职所致，据此加服健脾和胃的药，另嘱其父在当地中医院找中医针刺四缝以促进脾胃运化。经过以上治疗，孩子的正气已基本恢复，为减轻患儿脾胃负担，将药物减为每日 1 次续服。

1998 年 10 月 27 日回访时，其父告知患儿自 1997 年 2 月停药至今，病情稳定，每月查血常规 1 次，均在正常范围内，中间偶有感冒等轻浅小恙，均以中药调治后即愈，其余未见不适。

随访至今已逾 23 年，患儿病情一直稳定，未见任何反复，告临床治愈。更为高兴的是，该患儿于 2012 年考入郑州大学，学业有成。

衍强荐方

降尿酸方：浓缩芹菜籽 0.5g，每天 1 次。

有救了 中国『幸子』

20世纪80年代，当日本电视连续剧《血疑》热映时，影片主人公幸子——一位白血病患者，曾经牵动着亿万观众的心。这部电视剧是那时千家万户必看的偶像剧，是黑白电视时代动人的爱情故事。山口百惠、三浦友和是当时大家非常喜欢的明星，剧中的情节，以及剧中两位演员幸福的结合，令幸子与光夫的深情对望，永远定格在一代人心中。

当历史的车轮走到了1994年9月12日，刚刚步入盛年的中国青岛手表厂员工陈某英女士，同样遭受了白血病的折磨。在经历了医院的正规治疗后，她的病情非但没有缓解，反而出现了严重的口腔感染，牙齿几乎全部脱落，牙龈红肿溃烂，同时伴有脱发等症状。因病情危重，医院对陈某英下达了病危通知书。万般无奈下，家人为她办理了出院手续，她只能回家等待死神的降临。然而，博大精深的中医药拯救了她。

有位好心人告诉陈某英的丈夫范某良先生，在山东省淄博市有一家医院，采用中医药治疗白血病效果显著。本来生命已经开始倒计时的陈某英，在苦苦经历漫长的黑夜后，犹如见到了一丝重获新生的曙光。只要有百分之一的希望，就要做百分之百的努力。

爱情的力量是无限的。范先生毫不犹豫地坐上了青岛通往淄博的火车。当时车次少、车速慢、用时长，因为经济条件有限，他尽可能买便宜的车票。第一次到达淄博火车站是在半夜，范先生只好披着一件大衣，期盼着天早一点亮。

当范先生找到我的时候，只见他满脸倦意，40多岁的人，面色苍老，口唇干燥起皮、形神疲惫。我从他手中拿过病例，仔细翻阅着。

据范先生介绍，陈某英在患病之初，总感觉浑身没劲，胃里难受。为了能拿到全额工资、奖金，她每天努力支撑着去上班，经常服用一些治胃炎的药。到1994年3月份，她再没有力气骑车上班了，不得不住进医院。她的血象检查示原、早幼细胞已达42%，经骨穿报告确诊为急性粒细胞性白血病（M_2a）。确诊后，陈某英立即开始了第一个疗程的化疗，但效果欠佳，第2次化疗也没达到缓解的指标。当时，她的白细胞、血色素、血小板3项都已降至很低，要靠经常输血来维持。但医生还是给她做了第3次化疗，这次化疗后病情终于缓解了，但她也因高烧、血象极低进入了抢救期。2个月后，她又进行了第4次巩固化疗。这次化疗使她的身体状况急转直下，出现严重的口腔感染，整个口腔没有一点好的地方，红肿、出血、溃疡直至溃烂，上牙床的牙龈一块块烂掉了。烂掉了牙龈，牙齿还能"站"在哪儿呢？接着，她的一颗颗牙齿也掉了。受口腔感染的影响，陈某英的面部"中间地带"也严重红肿起来，头不能侧，身不能动，食水不能进。在这种情况下，医生不得不下了病危通知书。

回家静养的陈某英没了头发、没了牙齿，不能吃饭、不能下地，情绪坏到了极点，整天以泪洗面。朋友、同事、邻居来看她，都被她轰了出去，不管是对爱人和孩子，还是对上了年纪照顾她的妈妈，她都是冷言相对、恶语相加："你为什么生我？生了我让我得这个病，让我受这个罪！"

不能再化疗了，难道就这样等死吗？那年9月，曾和陈某英住在同一病室的病友前去看她，并送给她一份资料，上面是介绍我采用中药治疗血液病情况的材料。就是这薄薄的几页纸，给了她生存的希望。当时她躺在床上不能行走，就打发她的爱人范先生代她赶往淄博，找到延强医院，找到我。

在我详细听了范先生的介绍并察看了陈某英的各种检查报告后认为，陈某英是因正气素虚，热毒乘虚而入，深入血液、骨髓。热毒内陷于里，故高热不退；内蕴热毒上炎口腔，则致口腔溃疡，牙龈溃烂；齿为骨之余，肾主骨生髓，肾精亏虚，骨髓失养，加之热毒腐蚀，故牙齿脱落；热毒壅盛，上蒸于面，故面目红肿；热邪熏蒸津液，筋失所养，故项背强直；阴虚火旺，热扰心神，则心烦；乏力纳差为脾胃气虚症。中医辨证为热毒炽盛、气血两虚。治疗方法为泻火解毒、益气补血。

当年 10 月，范先生第 2 次来到淄博，告诉我其妻子服用我给她开的中药 1 个多月，病情较前好转，高热已退，口腔溃疡亦有减轻，但仍见乏力、纳差、心烦等症。由此可见药已中病，热毒已有消退，但仍有余热未清，正气仍有不足，故在原方中加入太子参、荷叶、鸡内金和谷芽、麦芽等，以补益脾气、开胃增食，使其气血旺盛，自身抗病能力增强。

次年 1 月，范先生代患者再次来诊，诉服药 3 月余，经当地医院骨髓穿刺复查，未见幼稚细胞，各项症状均有改善。

服药 3 月余，效果显著，据此效不更方，嘱药物不变继续服用，以资巩固。

本例患者初诊时病情严重，患者无法亲自面诊，由其丈夫自青岛来淄博为其代诊。因病情严重，见不到患者，却要求治疗，这在无形中增加了治疗的难度。我经过反复琢磨其家属带来的病情资料，最终诊为热毒炽盛、气血两虚型急劳。因病情危急，虚实夹杂，我采取了攻补结合的方法，解毒和补益两类药物用量均较大，意在短期内匡扶正气，荡涤毒邪，使其病情渐趋平稳。待其病情有较大好转后，我又以滋阴益气补血为主扶助正气，正胜则邪自去。如此经 6 年不懈治疗，患者痊愈，健康生活至今未再复发。

我院类似的成功治愈病例很多。中药是草，用好是宝，这不是神话，是发生在我们身边的事情。这充分说明，中医药治疗水平不低，关键是我们需要自信。

我于 20 世纪 70 年代在农村做医生的时候，见过许多老太太虽然没有文化，但她们经常运用中医药方法自行调理，比如自己买四消丸服用，我问她们吃这个管什么用，她们讲经常泻一下会舒服。如果从物理学上理解，下面畅通，可以缓解上面胸部的压力，从而实现"下面通，上面松"的感觉。这样，冠心病和"三高"得到改善，因此出现"肠通—常通—长寿"的说法。这叫民间中医文化，这种文化是多年积累的结果。

衍强荐方

治湿疹验方：苦参 30g、地肤子 20g、黄柏 20g，共研细粉，用凡士林调和，取适量药膏外涂于患处，每天 1 次，一周为 1 疗程。

中药香里身体强

　　1995 年阳春三月，云南地区已是满山青翠、百花盛开，可谓是"春天多佳节，山水有清音"的好时光。吕某珍所在的商场为了提高效益，在装饰铺面的同时还在营业。装饰工程的工作点距她的工作点很近，工期又很长。她每天一上班，就能闻到刺鼻的香蕉水味，这个味道直冲肺部，不知不觉中，化学成分和有害物质已侵入她的脏腑。这些东西在她体内慢慢沉淀、聚集，一种闻得见、看不到、摸不着的魔爪伸向了她的身体，悲剧开始了。

　　很长一段时间后，吕某珍感到全身乏力，阵阵头晕，干起工作来力不从心。下班后，她拖着疲倦的身子回到家里，吃也吃不下，睡也睡不好。她不知道什么地方出了问题，有一天，她的身体终于支持不住了，不得不住进了职工医院。从此，她的生命从绿色变成了灰色，慢慢地向黑色靠拢。

1995 年的 4 月 29 日，职工医院第 1 次为吕某珍做了骨髓穿刺术，抽取骨髓送到了云南医学院附一院检验，5 月 2 日得到了化验结果，她被确诊为急性非淋巴细胞白血病。此后，吕某珍在 1 年的时间里，连续进行了 9 次化疗，共做了 11 次骨穿和 1 次腰穿。这期间，她经常恶心，手臂出血，胃疼得厉害，骨穿、腰穿后腰部疼得睡不着，口腔溃疡，无食欲，整天昏昏沉沉的。在住进云南医学院附一院这 1 年多的时间里，她身边已有 70 多位白血病病友陆续离开了人世，她似乎预感到自己的结局是什么了。

1995 年 5 月，在住进云南医学院附一院后，她认识了一位病友的父亲，这位病友的父亲告诉她我用传统中医治疗白血病的事情，并把我的详细地址告诉了她。吕某珍知道一些中西医结合治愈绝症的案例，也知道中草药治病在世界范围的巨大影响。中医治疗是标本同治，何况危险期已过，在缓解的过程中，她已变成了一个慢性患者，她决定求助于中医治疗。

根据病友提供的地址，吕某珍给我写了一封信，并把病历资料寄给了我。我详细地研究了她的病历资料，根据她的病情，认真辨证，尝试开出第一个药方，把药寄给了她，并嘱咐她按我的要求按时服药。1995 年 7 月，她开始了中西医结合治疗。

当时，她不敢让医生知道她服用中药的事情，药费全部自己承担。最后一次化疗结束后，她就安心服用我开的中药，并与单位的医务部门签订了一份合同，即不再化疗，中药费用由单位报销 80%，直到 2002 年 7 月 "医保" 开始实施时结束。从此，她便不再服用西药，全部按我的思路来治病，其中也包括导引和食疗保健等。

我的治疗方法实用、实惠。她在"坚持"二字上下了功夫，每天按要求在睡前及起床后做2次气功；每天坚持按时服药，主要服祛白胶囊及辅助药资生丸、明目地黄丸；坚持一两个月做1次血象检查，并把资料提供给我。我每月按时给她寄药，及时解答她提出的问题，指导治疗。

停止化疗时，她的体重只有42公斤，3个月后她的体重已经增加到54公斤，食欲增加，睡眠也好了，几年来血象一直正常。她还爬山、跳舞，参加其他体育活动，看上去根本不像白血病患者，一些新认识的朋友，根本不相信她曾患白血病。能有这样的治疗效果，她自己也没想到。

1999年昆明世博园开幕的时候，我带着老父亲到昆明参观，专门去看望了她。这么多年来，这是第一次面对面为她诊治，以往都是在书信上联系。我认真询问她的病情，给她诊脉，并提出以后的治疗方案。我的这一举动让她很感动。她曾在信中这样写道："这些年来，在我的心目中，黄院长不仅是一位称职的医生，还是一位真诚的兄长。"

2002年7月，她又做了1次骨穿，各项指标正常。患病至今，她经受住了疾病的折磨和打击，目前身体状况很好，吃得香，玩起来开心，亲友、单位领导、工会都对她很关心、很照顾。

2016年4月15日，她来电话告诉我，现在已经退休在家，身心健康，安享生活。

衍强荐方

老年人口干方：生地 20g、玄参 10g、麦冬 10g，水煎服，每天 1 剂，分早晚 2 次服用。一般 3 ～ 4 剂便可消除口干症状。

血癌患儿上大学

1996 年 10 月 28 日，我收到来自湖南株洲陈某阳父亲的来信。他在信中写道，4 岁的儿子在 1996 年 4 月身上出现紫癜，5 月经湖南省儿童医院骨穿确诊为急性粒 – 单核细胞白血病（M_4a）。当他得知孩子得的是"不治之症"时，犹如晴天霹雳。活泼、聪明可爱的儿子就要面临死亡，全家悲痛万分。为了儿子，就是倾家荡产也得救治。他说，他听从医生的意见及时进行化疗，儿子的病总算得到了缓解，但不能总是化疗，因为化疗对身体的损害太大，血小板及白细胞有时降得很低，体质很弱，抵抗力差，小孩每天睡觉时，背部及肩膀总是出汗，很容易着凉，时常肚子痛、头痛，脸色黄白。他在信中说，前几天，好心的朋友给他介绍了我用中医药治疗白血病的事，这使他看到了白血病治愈的希望，认为儿子也能得到救治："黄大夫，请您一定为我儿子尽最大的努力，我及全家真心谢谢您，恳求您，拜托了！"

我根据信中提供的资料，经过认真辨证，配制了一系列药物：一是祛白胶囊，每次 2 粒，每日 3 次。二是资生丸，每次 4 粒，每日 3 次。三是祛白丹 1 号和祛白丹 4 号，每次各 1 丸，每日 3 次。经过连续 5 年的中医药调理，孩子没有再进行化疗，身体状况达到完全康复的标准。

在 5 年的中医药调理过程中，此患儿先后患中耳炎、腮腺炎、带状疱疹，我按照中医的经络学说选方用药、一一诊治并取得显著效果。

当患儿出现腮腺炎的时候，从经络上讲，腮腺炎发病的部位是"足阳明胃经"，因此以"清胃散"为主，我选用升麻、黄连等清泻胃火的药物予患儿内服，另用仙人掌加白矾，共同捣烂后，外敷在腮腺炎肿胀处，既消肿止痛，又解毒泻火，达到标本兼治的效果，1周之后患儿痊愈。

当患儿出现中耳炎的时候，从经络上讲，病变的部位在"足少阳胆经"，我以"小柴胡汤"为主，选用柴胡、黄芩等入胆经的药物，大约 1 周的时间，患儿发热、流脓、疼痛的症状逐渐改善。

当患儿出现带状疱疹的时候，可判断为与"肝经湿热"有关，我以"龙胆泻肝汤"为主，选用龙胆草、通草等清泻肝火的药物予患儿内服，外用六神丸研为细粉，加醋调和为糊状外敷患处，既能止痛，又能解毒泻火，患儿使用后大约 2 周痊愈。

在治疗过程中，如果只是全神贯注地消灭幼稚细胞，其结果不会像现在这样，血象、骨髓象得到完全缓解的。由此我联想到，人体内的白血病细胞，如同臭水沟中滋生的蚊蝇，用农药喷洒消灭可以取效于一时，但环境不改变蚊蝇可以再来，从而导致病情复发。如果改善水质，促进水的循环，达到清澈，那么蚊蝇就会根本性地减少甚至被消除；如果把水温降低，就如同夏天水里有蚊子、苍蝇，但到了秋天就逐渐消失。以上现象与中医治病的原理联想，前者叫活血祛瘀，后者叫凉血解毒，这是治病求本的方法。另从扶正的方面考虑，再加上补益身体的药物，达到"正气存内，邪不可干"的目的，从而实现彻底的康复。

2012年，陈某阳顺利考入北京青年政治学院后，其父母专门带着他从株洲赶到淄博延强医院。陈某阳的父亲当着我的面跟他讲："你的病是黄伯伯治好的，一辈子都不要忘了，如果黄伯伯有需要帮助的地方一定尽心去做。"我听了这些话之后特别开心，因为这是患者和家属对医生最大的奖赏。人们常说"金奖银奖不如患者夸奖，金杯银杯不如患者口碑"。这位父亲在近20年之后，仍然想着我，还带孩子千里迢迢前来感谢，我更应以此为动力，更加认真地研究治疗方法，争取使更多患儿能像陈某阳这样康复，步入青年学子梦想的大学殿堂。

衍强荐方

治头屑多方：侧柏叶、薄荷、墨旱莲、女贞子各30g，黑芝麻、黑豆各20g，皂角10g，生姜30g，食盐10g。上方水煎后，待水温40℃左右洗头发即可。

想得开的姚大妈

今年 80 岁的姚某琴是北京市东城区人。1998 年 4 月，她因患急性单核细胞白血病（M_5），在北京医院化疗了 3 次，1998 年 10 月她在服用我开的中药后未再化疗。当时被医生判断仅剩三四个月寿命的她，现在已多活了近 18 年。

姚大妈生性开朗、勤快，无论是上班还是在家都闲不住，几十年间，家里家外都得忙着。1998 年 4 月，姚大妈忙不动了。刚开始，她总是感觉全身乏力，特别是在下午，时不时会发低烧，体温徘徊在 37℃至 37.5℃。她以为自己感冒了，但总不见好，直到有一天，姚大妈外出上厕所后连回家的力气都没有了。她心慌、腿软，一步一挪地到了院门里。儿女连搀带扶地把她搬上床时，发现她面色惨白。姚大妈心想，这回可完了，从来没这么难受过，从来没得过这么重的病。

儿女们陪她到北京医院检查，结果显示血象异常，又经骨髓穿刺术，确诊为急性单核细胞白血病（M_5）。医生悄悄把病情告诉了姚大妈的儿女，并对他们说："估计只能保 3 个月。"

接下来是紧急住院治疗。入院的当晚姚大妈就输上了血小板，在接受连续化疗后，她开始出现呕吐、白细胞下降、发烧等情况。这时，姚大妈对自己的病情、治疗、用药还是一无所知，她只是疑惑，怎么吐得这么厉害？好像胃都要翻过来了。怎么远在外地的亲人都来看我？

熬过了 83 天，姚大妈出院回家了。在家的日子只有 20 天，到了第 21 天，孩子们又把她送回了医院。

那天，由于医生工作忙，查房时没太在意，一时疏忽，误把在场的姚大妈当成了家属，于是脱口说出："不是告诉你了吗？她只有 3 个月。"这句话听得真切，姚大妈一下子惊呆了，直到此时，她才知道自己的真实病情。紧接着又是 1 次化疗，化疗的结果显示，她的血象 3 项指标全面下降，骨穿报告仍为原始细胞＋早幼细胞占12%。医院接着又给姚大妈做了第 3 个疗程的化疗。

到出院时已是秋凉时节，姚大妈的生命牵动着全家人的心。

姚大妈在一个前来看望她的人那里听说，山东淄博有家医院用中药治疗白血病，效果不错。于是她让儿子联系了我们，很快找到我进行治疗。姚大妈服药后很快就有了疗效，祛白胶囊控制住了坏细胞的增长、滋阴生血胶囊促进了血小板的回升，姚大妈的精神和饮食情况也逐渐好了一些，使本该连续做下去的化疗一推再推。这些虽然只是初步疗效，但这点实实在在的好处却让姚大妈一家人看到了希望，亲身体验到中药确实有作用，决定坚持继续服药。

曾经有人问她，告诉您这种药的人都没吃，您怎么就敢吃呢？姚大妈干脆地回答："不怕死，怕受罪。化疗那个罪，没受过的人不知道，吃中药能不受化疗的罪就值！"别人又问姚大妈："您吃了中药，验血结果基本正常，不用再化疗了，医院的医生知道您吃中药吗？"姚大妈回答："开始不知道，不敢让他们知道。以后时间长了，跟医生们都很熟了，就告诉他们了，有了这样的疗效他们也就不说什么了。但是医生们的担心总是有的，劝我做骨穿，劝我做小剂量化疗，从1998年12月起我就没再做化疗，1999年8月时做过骨穿，检查结果正常，从那次起我也没有再做骨穿。"

我曾笑着问她："当年说您只有3个月时间的医生，现在见您已经多活了这么多年，他该说什么？"姚大妈也跟着笑了起来，笑而不答。还用语言回答吗？姚大妈的笑声表明了她对自己选对了中药、延长了生命的欣喜。

现在的姚大妈，面色跟正常人一样，每天都上街买菜，家里人的三餐，孙辈用的棉衣、棉被，姚大妈都要挂心、操持。姚大妈总说，能干点什么就干点什么，不能干再说吧。

给姚大妈看病时，我发现她比别人更容易康复的原因主要是性格开朗，对自己的病"想得开"，这是很重要的。姚大妈不仅自己想得开，还会劝慰病友要乐观地过好每一天。姚大妈喜欢看报，而且特别关注有关白血病患者的报道，她说："我的病好了，我想让更多的人知道中药的好处。"多年来，姚大妈在家里接到过许多素不相识的患者及患者家属的电话，她都热情、耐心、实事求是地将自己的情况告诉大家，姚大妈说："谁好了我都高兴啊！"

衍强荐方

治失眠方：川芎6g、炒酸枣仁10g、茯苓15g、知母10g、炙甘草10g、栀子6g、豆豉10g，每天1剂，水煎服。

我的中医中药梦

　　淄博抗癌健身乐园的李园长，于 2001 年 7 月被确诊为弥漫性大 B 细胞淋巴瘤。在经历多次化疗之后，给他治疗的医院宣布他最多还能活 2 个月。李园长在办完住院手续后找到给他治疗的医生说："我要活 2 个月零 1 天让你看。"出院后，他参加了健身功法培训班，同时寻求中药治疗。奇迹出现了，他不但活过了 2 个月零 1 天，而且一直活到了现在。那时候，他每个月做 1 次 CT 检查，结果显示，他胸部的癌症病灶逐渐缩小，并在 1 年多之后消失。2001 年至今，15 年过去了，他每年都例行复查体检，结果显示一切正常。他在自己康复后，还与其他 5 位癌症患者一起，在淄博市民政局注册成立了"淄博抗癌健身乐园"，帮助淄博的癌友们走向康复。现在李园长及淄博抗癌健身乐园的名字已经传播到了国内外，吸引了全国各地的患者慕名前来学习，各地的抗癌组织也纷纷邀请他去教学和传授抗癌经验。2016 年 4 月，他应法国巴黎患者的邀请，前往法国传授中国健身功法，为淄博赢得了荣誉。

青岛的一位小患者李某敏，1996 年患恶性淋巴瘤，发病时只有 4 岁。在经过持续治疗后病情出现恶化，医生建议放弃治疗，这意味着患者只能被动地等死。因为青岛有我治疗成功的患者，她母亲听说后就带着女儿找到我，寻求中药治疗。

一般来说，大多数家长因为给孩子治病心切，都会要求我们开出的药方尽快见效，让孩子的病尽快被治愈。而这位母亲却这样对我讲："黄大夫，我们知道孩子的病不可能治好，但这样突然故去，我们从感情上确实难以接受，请给我们治疗一段时间，哪怕延长几个月的生命，我们也容易接受一些。"她一边说一边在流泪，我一边听一边在心痛。母亲实在伟大！她怎能舍得自己的孩子走。医生的责任有多重？还有比拯救人的生命更重要的事情吗？

我从医 40 多年，年幼时自己患病的痛苦加上在部队的磨炼，使我深切认识到，作为医生，从思想上首先要树立没有治不好的病的信心。正如中医经典著作《黄帝内经》中所提到的"言不可治者，未得其术也"。叶剑英元帅曾有《攻关》诗篇，我略加修改："攻病不怕坚，攻书莫畏难，医学有险阻，苦战能过关。"并以此来勉励自己。我横下心，反复拟定治疗方案，使得孩子的病情渐渐有了起色，经过 3 年多的治疗，这位小患者竟完全康复了。

2000 年，我在青岛组织了 1 次"血液病康复患者座谈会"，孩子和父母一起前来参加了这次座谈会，并赠送了一面锦旗给我，与我合影留念。2011 年，著名作家丽晴专程到青岛采访了他们，得知孩子已在读大学，并且学业优良。

另一位来自马来西亚怡保市的男孩林某硕，确诊淋巴瘤时只有2岁，经过4个疗程的化疗没有缓解，当地医院告知第5个疗程需要加大剂量，有可能缓解，也有可能在化疗中出现生命危险，要求家长定夺。在这难以抉择的情况下，他们打听到我们医院，向我求助。5年的中药调理，治疗效果非常显著，而且在此期间孩子未再化疗。

2011年3月，应马来西亚患者邀请，我再次踏上这片土地。这位孩子的父母闻讯后，便自驾7个小时来到我下榻的宾馆。孩子的爸爸拿出上周在吉隆坡中央医院的骨髓检测报告，其结果显示癌细胞是零。我经过望、问、闻、切之后，拟定了增强体质预防复发的方案。因这5年间都是通过函诊寄药而未曾见面，他们全家人要求与我合影留念。我们采用中医药治疗恶性血液病的方法，得到了许多海外华侨的认可，目前在马来西亚已有二十几位患者经过我的治疗后康复，这使我在1981年创办医院时提出的"立足淄博，面向全国，走向世界"的理想成为现实。

衍强荐方

治经期腹痛方：当归10g、白芍15g、炙甘草10g、艾叶10g、红糖30g，水煎服，于月经期间服用。本方主治行经腹痛，下腹凉，手足不温，属血寒者。

初出国门赴马来

　　1997 年 5 月 30 日，我和妻子登上北京飞往吉隆坡的航班，参加为期 3 天的世界中西医结合学术研讨会。因为是第一次出国，我们非常兴奋和激动。在飞机上看到白云如雪，又像朵朵棉絮，有触手可及的感觉。俯视大地，连绵起伏的山岭像蚯蚓一般，江河如同中医所讲的经络，纵横分布。飞机起降时穿越云层间，犹如西游记中描述的梦幻景象。

　　经过 3 个多小时的飞行，飞机降落在吉隆坡国际机场。

　　在吉隆坡大酒店，我参加了世界中西医学术大会，聆听了来自世界各地的中西医专家的学术报告，收获颇丰。我被这次研讨会收录的论文是《白血病中医治疗八法》。在谈到补肾法时，我介绍，本法主要从滋阴降火的方面入手，平衡骨髓的异常增生，使幼稚细胞下降；解毒法通过凉血解毒，控制坏细胞的生长；活血法通过改善血液的循环，氧的含量升高，提高自身的抗病能力；止血法是急则治其标的权宜之计；散结法主要针对肝脾肿大、淋巴结肿大，选用软坚散结的药物；利湿法主要针对难以解决的湿邪，给予清热解毒，通过温化、利小便排出病邪；益气养阴法主要对化疗之后患者的身体虚弱现象给予有效的补充；调理阴阳法站在整体的角度，把人体调理到相对的平衡状态。此文得到与会专家的认可并被收入大会论文集。

会议结束后，马来西亚彭亨州的白血病患儿张某翔，在其家人的带领下找我面诊。他80岁的祖父，在1996年曾经从吉隆坡飞北京，再转往山东淄博我所在的医院为其孙子代诊，知道我在吉隆坡开会的消息后，他开车赶到会场。当我给孩子诊断之后，为他详细拟定了治疗方案。中午，我和孩子及家人一起在潮州大酒店吃了午餐，因孩子服用中药后未再化疗，身体强健，全家人心情特别好。80多岁的老人带头唱起了《我的中国心》及《万里长城永不倒》这两首歌曲，发自内心地歌唱我们伟大的祖国，感恩中医药救了孙子的命。现在已经过去了20年，张某翔也从10岁的孩童长成了一名才俊青年。

因为张某翔服用中药有效，他们介绍了许多患者给我。我除了在国内出门诊，还经常穿梭在北京、吉隆坡、柔佛州、亚庇、拿笃之间，多年来，许多患者陆续得到了中医药治疗。

姚某辉，男，19岁，患急性淋巴细胞白血病（L_2），1997年8月在马来西亚确诊，同年9月来我院就诊。服用祛白胶囊、资生丸等，现已康复。

何某萱，女，16岁，患急性淋巴细胞白血病（L_1），1997年6月在马来西亚儿童医院确诊，1999年6月来我院就诊，服用祛白胶囊、六味地黄丸、保和丸、西羚解毒丸等药物，现已康复。

卢某强，男，71岁，患再生障碍性贫血，1998年3月初因"周身乏力、气短汗出"至当地某专科医院检查，血象示血红蛋白为62g/L，血小板为$11×10^9$/L，白细胞为$2.7×10^9$/L，后在马大医院确诊。他住院期间经激素及对症、支持治疗9月余，病情未见改善，反有加重，之后曾辗转多处治疗，效果均不佳。后经友人介绍，卢某强于1999年9月来我院求诊。经仔细辨证，予益血汤和滋阴生血胶囊为主，并配合八珍丸、明目地黄丸等药物治疗，现血象、骨髓象基本正常，可正常生活工作。

黄某嘉，女，23岁，患卵巢癌，1999年4月9日在马来西亚医院确诊，予手术治疗，复查时发现转移，癌细胞遍布腹腔，病情危重。于1999年5月开始服用我院配制的消癌散及散结通胶囊等药物治疗，2个疗程即取得明显疗效，经过巩固治疗，她恢复健康，可继续参加工作。

张某恩，女，15岁，患急性淋巴细胞白血病L_1，2005年1月来诊，服用祛白胶囊、梅花点舌丸等药物后，病情逐步稳定，现仍坚持服药，已达临床治愈。

目前，在马来西亚已经有20多位血液病及肿瘤患者，经过我的治疗后彻底康复。

衍强荐方

治手和腿抽筋方：白芍 30g、炙甘草 10g、熟附子 6g。每天 1 剂，水煎服。先用 3 天，若有效则建议连续服用半月。可把此方制成中药丸，每次 5g，每天 3 次。

国外创办新诊区

　　我用中医中药在马来西亚治疗白血病和癌症的事情征服了当地的华侨。2001年9月5日，我被邀请到马来西亚首都吉隆坡，与当地华侨合作创办了国际疑难病治疗中心。对方提供场地和服务保障等，我们医院则派驻医生，提供中医药技术和我们研制的用于治疗血液病、肿瘤的"祛白胶囊""散结通胶囊""滋阴生血胶囊"及治疗鼻炎的"固本鼻炎胶囊"。为了让当地人了解我们的治疗方法，我在马来西亚星洲日报礼堂举办了"血液病、癌症中医治疗讲座"，300人的会议室座无虚席，走廊及通道全都站满了人。

　　现代人大多营养过剩，从而出现血压、血糖、血脂、尿酸增高等问题，加上空气、食品污染，以及染发、房屋装修等众多理化因素，使得人们很易出现各种疾病。中医学认为，癌症的病因为各种热毒瘀积体内，影响气机的正常运行，从而引发癌症。因此，在治疗中采用解毒排毒的方法，属于中医祛邪的范畴。同时，患病的身体也需要扶正，运用中医四诊望、问、闻、切所搜集的信息，分辨气虚、血虚、阴虚、阳虚，再有针对性地进行补益，这样才会有良好的治疗效果。同时，患者不宜盲目服用昂贵的保健品。扶正祛邪的选择非常灵活，即是先扶正再祛邪，还是扶正与祛邪同时进行。因为正虚与邪实的比例不同，需要根据辨证的结果判断，并采用相应的比例，如5∶5、6∶4、7∶3、8∶2、9∶1。这就像拧螺丝，要求丝丝入扣，也像打靶，争取打10环。

讲座之后，很多前来参会的患者讲述了他们求医治病的经历。

来自马来西亚槟城的卢某强先生，讲述了他患再生障碍性贫血的情况。卢某强先生于1998年发病，到过许多国家治疗，但效果都不理想，每个月需要靠输血维持生命。找我看过病后，他开始服用滋阴生血胶囊及汤药，3个月后病情开始出现转机，不再依靠输血。经过这些年的调理，他的血象逐渐趋向正常。值得一提的是，卢先生已经70岁，却仍活跃在高尔夫球场。

除卢某强先生外，其他十几位经过我们中医药治疗的患者，都一一发表了热情洋溢的感言。

在我们创办疑难病治疗中心之后，我的老师及几位同学，轮流前去坐诊，治好了许多患者的同时也结交了许多当地的朋友。马来西亚卫生部长、政要、地方绅士，都亲自宴请过我们，但更多的是当地的华侨和普通百姓。

在诊疗过程中，我为他们的有序、友善、感恩而感动。有一天下午，讲座4点开始，1个小时的讲座，1个小时的提问，到了下午

6点才开始看病。由于找我看病的患者太多，一直看到了午夜12点多。我感到非常劳累，透过落地的玻璃窗，看到还有许多等待就诊的患者，我只有顶住疲惫，继续看诊。在接近凌晨1点的时候，我的手指出现痉挛，影响了开方，真是感到心有余而力不足。主持人大声向大家说："黄院长累了，今晚就看到这里。"只见一直等待看病的人们毫无怨言，自发地站起身来，向出口的方向走去。

有一天在讲座之前，我在超市卖笔的专柜停下了脚步，看到我给患者开处方的那种自来水笔上面，清楚地写着此笔能够书写6000米长，3天后，这支笔用完了。在这次的诊疗中，每开完一张处方，主持人就给我复印一张，结束时，它们被订成厚厚的一摞，像一本书。

多年来，我奔波在吉隆坡、柔佛州、滨城、亚庇、斗湖、拿笃之间，历经千辛万苦，但当看到时患者朋友病情有所改善的时候，辛苦即刻变成一种幸福，这种辛苦之后带来的成就感，真是比蜜还甜。

衍强荐方

治胸闷气短、咳嗽方：

有个中药处方叫三仁汤，其药物有杏仁15g、白蔻仁6g、生薏苡仁18g、厚朴6g、半夏15g、通草6g、飞滑石18g（布包）、竹叶6g，水煎服。

这个处方用途很广泛，除了治疗胸闷气短、咳嗽，还能够祛湿开胃，增进食欲，退低热，是个非常好的处方。

赴德参加学术会

2001 年 6 月 5 日，我与北京的赵峰教授一起踏上飞往德国的航班，出席在柏林举办的中西医结合学术会议。

因为是第一次到德国，我的脑海中充满了好奇。家中自行车用的是德国生产的轴承，质量过硬。还有我哥哥讲的，我们家中用的德国产锯条，使用几十年仍然锋利无比。德国到底是一个什么样的国家呢？

当飞机降落在柏林机场后，映入眼帘的是一派现代化高科技景象。我们走出机场之后，发现出租车全是奔驰，我真不敢相信自己的眼睛，经过反复审视才确定这是真的。虽然语言交流有障碍，但通过他们热情和主动为我们搬运行李箱等细小的举动，我感受到德国人的素质很高，许多疑惑顿释，也深深感受到和平年代的美好。

第二天，我在会议上发表《肺癌的中医药治疗》一文，引起了与会专家的关注。

学术会议结束后，我参观了柏林墙，有些商家把柏林墙的碎片作为商品出售。此行我还去往别的国家，参观了法国的卢浮宫、埃菲尔铁塔，荷兰首都阿姆斯特丹和海牙，比利时首都布鲁塞尔和卢森堡等。

当时是6月，我们国家属夏季，因为没有提前了解天气信息，出门就带了两条单裤，到了之后才感觉冷得很。当我把两条裤子都穿上的时候，就像冰裹在腿上，从那时起，我的一条腿因受凉一直疼到现在。

在从德国返回的飞机上，我与赵峰教授进行了深入的交流。他主要从事中医药治疗乳腺病的研究，研究范围包括内服和外敷药物，都取得了非常好的效果。我把他的方法引进到我们医院，他把我引荐到北京一家医院，把我多年从事血液病及肿瘤的经验带到北京。

我与赵峰教授的互动，成就了后来我在北京创业的故事。

衍强荐方

治鼻炎方：新鲜苍耳子30粒，捣碎放入锅中，加芝麻油100g，用文火煎炸。待苍耳子炸至干枯时，用筷子夹出，然后将锅内的油盛到碗中，待冷却后装入玻璃瓶备用。

使用时，用消毒棉球蘸取少许涂于鼻孔内，每天2～3次。为了防止夜间呼吸困难，可以轮流涂两鼻孔。

北京创业铸辉煌

2001 年 10 月，在赵峰教授的引荐下，我与北京一家医院签订了合作协议，开始了在北京的创业之路。

在到北京创业之前，已经有不少北京的患者来找我看过病，并取得较好的疗效。北京民政局的一位同志，于 1997 年患慢性粒细胞白血病，他从北京到淄博找我采用中医药调理，效果显著，现在已经 70 多岁了，身体状况良好。北京卫生局郭大姐的女儿，于 1998 年患急性单核细胞白血病，化疗 3 次后不愿再继续化疗，经多方打听找到我们医院，经过 5 年的治疗达到康复。他们都鼓励我到北京发展，并从各个方面给予我极大的支持和帮助。通过这些老患者的宣传，我在北京开诊不到 1 个月，患者便逐渐多了起来。除了北京市市民，还有来自全国各地的患者，两部分患者各占二分之一。我与患者的关系，从陌生到熟悉，从半信半疑到深信不疑，医患关系慢慢发展到如同亲朋好友一般。虽然工作辛苦，但到了首都，能够得到大家的认可，我非常幸福，心情逐渐放松起来。当我和助手骑着自己买的自行车，路过天安门广场的时候，我心中的自豪感油然而生。

在北京创业的同时，我还要兼顾淄博的患者，我只好在北京待半个月，再在淄博待半个月。两个助手也跟着我轮流在北京和淄博之间来回倒班。如此，便有半个月的时间在北京没有我们院的医生，在北京找我看病的患者就不好随诊调方。为了更好地服务患者，我需要找个北京本地的医生在平时应诊。说来很巧，有一天在与相邻科室的医生谈到此事时，这位女医师说她的老伴是一位退休的老军医，正好赋闲在家。这位老先生中等个子，一副精干的身材，看上去精神矍铄，一开腔满口的四川方言。经过交流，我得知老教授姓汪，其外祖父是一位老中医。他于1957年在重庆医科大学毕业，之后弃笔从戎，先后在第三军医大学任过讲师，在部队医院当过军医，还做过权威医学期刊的编辑。行医几十年，他的临床经验和社会阅历都很丰富。

刚开始和我接触，汪教授不苟言笑，只是在一边冷眼旁观，长达月余不说一句话，默默观察我给患者诊治的过程。北京延庆的罗某瑞，男，66岁，患难治性贫血。曾经求医多家医院，用过许多补血的药物，不仅没有效果，病情还越来越重。我在脉诊时发现，他的脉芤数无力，舌质淡红，舌苔白厚带有三分黄腻，据此结合贫血、乏力、厌食等症状，辨证为湿热困脾。治疗原则应该以祛湿为主，清热为辅，在这一原则基础上，我给予健脾益气生血的药物。因中医的语言比较专业，我看完病之后跟患者解释说，你的病就像修理房子，墙面旧了需要先把上面的尘土用水冲洗干净，这样才容易把新的泥挂上去，不然勉强抹上去，很容易再掉下来。中医祛湿热的方法就是把病邪祛除，再配合健脾胃的方法，把人体的血液补上。我给这位患者开的方子是三仁汤，治疗的效果非常好。患者在复诊时告诉我，他在服药后，即使不用退热药物，体温也可以逐渐恢复正常。

在这段时间里，汪教授一是看我如何与患者交流，二是看我如何辨证论治，三是看我如何开中药方。他用掌握的中医本领，去验证我用药的准确性。渐渐地，随着患者对疗效的肯定，汪教授紧锁的眉头逐渐打开了，并且露出了笑容。

据他讲，他从四川调到北京的大医院工作二十几年，非常喜欢中医，转遍了大大小小很多医院，像我这样传统、认真、执着于辨证用药的医生，他还是头一次见。我对汪老说："您过奖了，我对中医药的认识与应用不过皮毛而已。你老人家这么评价我，说明您认可了我这个年轻的中医人。"就这样，汪老和我成了忘年交。现在，已经十几年过去了，我们还经常联系，汪老的关心让我感动，也让我深刻体会到了什么是情义无价。

我在北京不仅得到老教授的厚爱，更重要的是，还得到了患者们的认可。一位来自甘肃的患儿母亲，由于家庭贫困，决定让孩子放弃在北京大医院的治疗，转来找我用中药调理。我为孩子用药 2 个月即取得较好疗效，花费明显减少。这位母亲在返回老家前专门送我两双亲手缝制的鞋垫，激动地说："黄院长，我们家里很穷，没有好东西送您表示感谢，这是我自己专门给您缝制的，请您不要嫌弃，一定收下！"对于这份心情，我无法拒绝，这是患者给我的最好的奖赏和最大的鼓励。

经过我和汪教授的共同努力，我们在1年多的时间里治疗了许多患者。如北京朝阳的刘某珠，刚从卫生学校护理专业毕业就患了白血病，化疗2个疗程后，家中不能承受高昂的医疗费用，找到我们要求中医药治疗，经3年的治疗后她逐渐康复，以后正常结婚生子。北京东城的姚某琴，因患急性单核细胞白血病（M_5），化疗4个疗程后身体不能承受，经亲友的考察和推荐前来找我治疗，服药2年病情稳定。在这期间，我还应邀参加了第二届中国名医大会，受到全国政协委员、卫生部原副部长、中国医师协会会长、中国健康教育首席专家、中华健康快车基金会副主席兼秘书长殷大奎的亲切接见。

后来，因为2003年的"非典"，我们终止了在北京的工作，但在北京的那段美好时光，却给我留下了美好的记忆。

衍强荐方

治荨麻疹方：取荆芥、防风各30g，研为细面。将药面撒于患处，再用手掌反复揉搓，直到手掌与患部发生热感为度。急、慢性荨麻疹均可使用，轻者一般用药1～2次即可见效。

在国外过中医节

2008 年，阳春三月，我们应北京华夏中医促进会的邀请，赴美国参加一年一度的中医节。

3 月 11 日，我与妻子从北京机场出发，乘飞机飞往大洋彼岸。我们第一站到了风光秀丽的夏威夷，参观了当地的中医院，这里的华人把我国的吐音疗法推广到美国。吐音疗法，亦称为六字诀养生法，最早见于中国南北朝时期中医名家陶弘景《养性延命录》一书，它是以"嘘、呵、呼、呬、吹、嘻"六个汉字的普通话标准读音，来规范口型和气息的出入，辅以相应的肢体动作来影响脏腑。"嘘"字治肝气，"呵"字治心气，"呼"字治脾气，"呬"字治肺气，"吹"字治肾气，"嘻"字治三焦。这种吐音疗法通过声波震荡，能够促进唾液的分泌，激发内脏的潜能，提高人体的抗病能力，从而让肿瘤患者重拾信心，这一疗法得到了当地人的推崇和信任。我们作为中医人，看到我们国家的治疗方法在外国传播并取得了非常好的成果，自然感到非常高兴，不禁感叹医学无国界。

第二天，在主办方的安排下，我们参观了珍珠港，有一艘二战时损毁的战舰至今仍倒插在水中。昔日海面战火连天，今日海面风平浪静，和平的年代真好！

3 月 17 日，我们来到了中医节的举办地，参加第七十八届中医节大会。

大会首先由当地的中医学术团体组织负责人赵广伟先生发言，他详述了中医节的由来。1929 年 2 月，国民党政府卫生机构的主管余云岫提出取消中医，全盘否定中医中药的作用，要全部改用西医学疗法，我国几千年的传统中医中药被遗弃。这件事在当时的医学界引起非常大的震动，中医药人士纷纷反对并提出抗议。在同年 3 月 17 日，全国 17 个省市、200 多个团体、300 多名代表云集上海，他们高呼"反对废除中医""中国医药万岁"等口号，集体到南京请愿，通过多种方式表达了民心民声，国民党政府不得不撤销"取消中医"的决定。为了纪念这次抗争的胜利，并希望中医中药能在中国乃至全世界弘扬光大，造福人类，医学界人士将 3 月 17 日定为"中国国医节"。

在这次会议上，美国加州的官员也做了演讲，这位官员肯定了中医中药，特别是针灸融入美国后，给保障当地人民的健康增添了新的手段。从美国各地赶来的中医药专家，也彼此交流了自己的临床经验，他们的演讲，使到会人员受益匪浅。

当天晚上，会议安排参会人员观看了大型文艺演出，这让我感受到全世界中医药同行能够在一起参加自己的节日时的幸福。

按照议程安排，我们还参观了一家上海同行在纽约开的中医馆。中医馆按照中国的古典设计装修，每个房间都设有按摩、针灸、中医师诊室，治疗室播放着中国古典音乐，还有工作人员负责表演茶艺文化。每个工作人员穿的都是淡红色工作服，令前往就诊的人感到温馨。眼睛看着清新，耳朵听着悦耳，口中喝得舒畅，再加上医生亲人般的诊疗，前来就诊的患者在接受治疗的同时也能受到中医药文化的熏陶。在加州中医药大学参观时，我发现他们的办学规模虽然不大，但课程设置很集中，主要围绕针灸推拿及中医的经典著作而设置，这样可以让学生尽快掌握中医药的精髓。这次美国之旅收获颇丰，我们不仅开阔了眼界，也深切感受到中医药文化在国外的影响力。

衍强荐方

治食积方：山楂肉 90g，炒焦研为细末，每次温开水送服 15g，每天 1 次。

成功举办康复患者交流会

2000 年 7 月 25 日，在风景秀丽的青岛石老人风景区，一家现代化的宾馆内气氛热烈，掌声不断。这是一次庆祝会，也是一次交流会。几十位来自全国各地的康复患者和家属汇聚一堂，庆祝他们或他们的亲人康复，交流治疗过程中的经验和体会，为其他病友提供可参考的康复经验。

陈某英，是我在前文中曾提到的一位患者，她是青岛市人，是这次交流会的发言人之一。她给其他患者介绍，1994 年，她在 41 岁的时候被确诊为急性粒细胞性白血病（M_2a），经过 4 次化疗后，医院下达了"病危通知书"。当时，她的头发、牙齿都掉光了，绝望的丈夫把她带回了家。1994 年 9 月，陈某英开始服用我院的中药，同时配合导引锻炼，身体逐渐恢复，20 多年过去，她的身体状况至今良好。

　　武某令，是山东省青岛市人。1994年因全身紫癜、高热不退，经检查确诊为真性红细胞增多症，随即住院治疗，后经放血、输液等一系列治疗均无效，得知陈某英用中药治疗有效后，她的家人立即来到淄博延强医院，邀请我到青岛给她诊治。经过我认真辨证施治，武某令的病情得到逐步改善，3年后恢复正常生活，并且重返工作岗位。

　　在这次交流会上，武大姐向大家介绍了她配合食疗治病的经验。武大姐属于知识型的患者，患病后不单纯依靠医生的治疗，还广泛查阅资料，结合自己的体质和病情，选择了适合自己的食疗办法来配合治疗，取得了很好的效果。她平时跟我交流密切，我也从中学到不少有益的知识。

　　值得一提的是，在青岛举办的康复患者交流会上，湖南的陈某阳也在其父亲的陪伴下，千里迢迢前来参会。时年8岁的陈某阳已经上学，他乖巧活泼，依偎在父亲的身旁，看不出是个曾经经历过坎坷和患过重病的孩子。陈某阳的父亲介绍了在孩子的治疗过程中，作为父母该怎么细心护理好孩子，该怎么仔细观察孩子的细微变化，以及关键时刻要如何慎重决策等。在孩子出现腮腺炎、中耳炎、带状疱疹等症状时，他们没有急于求成选择西药治疗，而是及时跟我取得联系，通过中医辨证施治逐步化解，标本兼治，使得体内邪毒顺势排出，让孩子恢复到正常状态。

　　济南的女性患者王某欣，时年36岁，1995年确诊为急性粒－单核细胞白血病（M_4b）。由于家里经济条件不好，她的身体素质比较差，化疗2次就已承受不住。身体上的痛苦和经济上的沉重负担让她只能放弃继续化疗，另寻花钱少、痛苦小且有效的治疗办法。家人经过四处打听才找到我为她治疗，并在一段时间后取得理想疗效。中医中药拯救了这个低薪阶层的患者。

东营的女性患者周某丽，时年 30 岁，患急性单核细胞白血病（M_5a）。1994 年 5 月，新婚不久的她经常感到乏力，还发低烧，到医院检查确诊急性单核细胞白血病。接受化疗后，她再也不愿经历这样的痛苦。经朋友介绍，周某丽在家人的陪同下前来寻求中医治疗，服药后病情稳定，至今近 20 年过去了，她一直保持着健康。

其他患者，也都通过自己的亲身经历，诉说了康复的喜悦，交流会开得非常成功。人们从来诊时的愁眉苦脸、面色无华，变成精神抖擞、面色红润、喜笑颜开，我的心里感到无比幸福和自豪。

依据我多年的临床观察，白血病其实是由现代环境污染所致的一种中毒性疾病。通过传统中医补肾、解毒等方法进行治疗，可以取得明显的疗效。我院研制的"补肾益髓丸""补气养血丸""凉血解毒扶正丸""散结解毒扶正丸""祛白胶囊""滋阴生血胶囊"等 10 种中成药，先后被山东省药监局批准为院内制剂。

衍强荐方

手脚麻木：可以服用八珍颗粒，建议连续服用两周以观察效果。中医认为，气虚则麻，血虚则木，气血不足则会出现麻木不仁。八珍颗粒具有补气血的作用。

桂林之行收获颇丰

2000 年 10 月 8 日，应桂林抗癌乐园的邀请，我前往桂林开展以"扶正祛邪与癌症防治"为主题的学术讲座，讲课地点设在广西师范大学的一个阶梯教室。参与听课的人员以抗癌乐园病友为主，有上百名。

讲座结束后，有患者问我："为什么扶正在前，祛邪在后？"我回答道："做商业的人讲不能亏本经营，这个本就是本钱。如果本钱都没了，很难东山再起。对于治病来讲，人体自身的抗病能力就是本钱。因此，应该时刻扶持人体的正气，在此基础上驱逐病邪。"

为此我们提出"急则治标，以西为主；缓则固本，以中为主；中西结合，标本兼治"的方针，实践证明这是切实可行的。

在这次桂林之行中，我结识了许多抗癌精英。

该乐园的发起人唐某俐女士，1979 年被北京天坛医院确诊为脑癌，进行了放射治疗。1981年复发，因她身体太差，已经不能进行手术和放化疗，医院告诉她最多能活3个月。绝望之余，她找到郭林老师开始学练导引。从开始扶着墙、靠着树、拉着绳子走，到3个月后能够自己慢慢走，她就这样一直坚持练功，脑瘤消失了。30多年间，在坚持自己练功的同时，她还在当地的七星公园教其他患者练导引，不但自己康复了，还影响了一大批跟随她练导引的人走向健康。

让我印象很深的还有一位骆某喜医师。他是桂林医学院的外科医生，不幸罹患胸腺癌并发重症肌无力，这两个病都非常严重。他在1984年读大三时做了手术切除肿瘤。1986年大学毕业后做了医生，于1991年和1999年2次复发，只能又做了手术。2005年，他又被查出肿瘤右肺转移。医生告诉他要么动手术切掉右肺，要么就做1次彻底的化疗。他经过一个星期的思考后，决定都不做。据他说，出院后，他通过学习经典国学文化，陶冶情操，戒除自己的急躁性格和傲慢心理，学会调节心志，与此同时加服中药和学练郭林导引。几年下来，身体竟然逐渐康复。我在桂林的4天当中，他朝夕与我相伴，建议我也学练郭林导引。

第三天早上，天刚蒙蒙亮，当我们走进公园的时候，看到几十个患者动作统一，神情专注，步伐轻盈，就像仙境中人，场面十分壮观。骆某喜医师一边走着，一边教我怎么做。他跟我谈了从力学方面对郭林导引的理解。他认为"吸吸呼"可以使人体的膈肌震荡，从而上面按摩心肺，下面按摩肝胆脾胃。"吸吸转"是指在前进的过程中突然呈45度旋转，形成人造阻力，然后再瞬间复原，可以理解为人造冲力。这些动作看似简单，实则是大智慧，能够自身按摩，把人体气血瘀阻的地方打通，从而实现经络畅通、大病化小、小病化了的神奇效果，再通过与中医药相结合，可以互相促进，并明显提高疗效。

在桂林，我和助手诊治了上百名患者，同时也受到乐园的热情接待。当我离开桂林的时候，抗癌乐园的病友们一直把我送到火车站，那动人的场面至今仍深深印在我的脑海里。

桂林的山水美，桂林的人心更美。

当我从桂林返回淄博之后，再行坐诊，我会在给患者诊疗结束后再演示郭林导引的基本动作。张店的张某轶大姐，在行肺癌术后发生了广泛转移，已经不能再动手术和放化疗。经过我的认真治疗，同时让她学练郭林导引，她的癌症病灶不断缩小，2年之后消失。之后她加入了抗癌乐园的志愿者队伍，帮助了很多癌症患者。

衍强荐方

肾阴虚、肾阳虚方：金匮肾气丸补肾阳，六味地黄丸补肾阴。男子有肾阴虚、肾阳虚，女子也有肾阴虚、肾阳虚。所以男用金匮肾气丸，女用六味地黄丸这种说法是不对的，用药没有男女之分的说法，而是谁有肾阴虚，就用六味地黄丸，谁有肾阳虚，则用金匮肾气丸。

判断是肾阴虚还是肾阳虚很简单，手心热、心烦、腰膝酸软、眼睛看不清楚就是肾阴虚，可用六味地黄丸；肾阳虚的患者，除了腰膝酸软，还有全身发冷，可用金匮肾气丸。

中医文化扬古都

南京是六朝古都，历史悠久，风景秀丽。

2001年6月18日，由我们医院主办的白血病中医药防治讲座在这座古城召开。为了让更多的白血病患者了解此病，看到治愈的希望，早日摆脱病魔的威胁，我和助手们采用了"送医上门，面对面交流"的方法。这种零距离的交流，拉近了医生与患者的距离，增进了医生与患者的感情。旅途虽然辛苦，但当我看到患者及其家属充满信心，脸上有了笑容的时候，感到更多的是幸福。

三十几位患者与我们围坐在一起，先是听我讲，然后是有效患者谈中西医结合的治疗体会，再是患者提问咨询，最后是我为患者进行面对面诊断。急性白血病患者童某红经过2年的治疗基本康复，她向我赠送了一面锦旗，为病友们增强了信心。

通过此次讲座，不少患者认识到中医药的作用和优势，并从此开始进行中西医结合治疗，走向康复之路。最令我印象深刻的是一位叫张某美的女士，现在已经康复16年。以下是张某美女士的自述。

"我原本是南京市的一名普通出租车司机。2000年9月，我因经常感到头晕乏力，直到有一天实在支持不住了才来到医院进行检查。没想到血象检查发现明显异常，需要做进一步检查。骨穿结果出来后，诊断结果显示急性粒–单核细胞白血病（M_4a），当时我感觉天就要塌下来了，好在婆母一直在不断安慰、鼓励我，我的心情才逐渐平静下来。考虑到我的孩子还小，我绝对不能放弃，只要有一线希望，我就要努力活下去。化疗开始了，原来只是偶尔听说过化疗的种种痛苦，现在亲身体会到，才知道这种痛苦是难以言表的。恶心、呕吐，就像要把自己的五脏六腑全部吐出来一样，随着化疗的结束，痛苦的滋味才慢慢减轻。我一点胃口也没有，人躺在床上，虚弱得动不了。连续2次化疗让病情得到了缓解，但是化疗的痛苦让我害怕，加上爱人搞了一点小生意，把家里的积蓄都用上了，没有钱让我继续住院治疗。正在我发愁下一步如何治疗时，同病房的病友告诉我，她现在用淄博一个中医的中药，感觉效果还行，花钱也不多。难道是上天的安排，竟然这么巧？现在也没有别的好办法，那就试试吧。于是我向病友要来了黄院长的地址和电话，经过电话交流，我感觉比较可信。听说黄院长要来南京做讲座，我感到太幸运了。见到黄院长，看到他慈眉善目的模样，更让我的心放松了下来。经过黄院长的仔细诊疗，我回家后认真服药，身体感觉慢慢好了起来，食欲好了，睡眠好了，血象指标也在不断恢复。从此，我也不再受化疗之苦。在这期间，婆母为我付出了很多，饭菜不断变着花样，家务活也尽量不让我做。就这样，我经过中医药的治疗和婆母的精心护理，身体一天天好了起来。现在16年过去了，我早已完全康复，恢复了正常生活，孩子也成立了自己的家庭，我们全家又恢复了往日的欢乐。"

南京讲座结束后，我们无暇游览古都的美景，又马不停蹄地奔赴下一个城市。

衍强荐方

治大便黏腻方：大便黏腻首先应考虑湿热互结，可用香连丸，还可以吃水萝卜，生着吃、熟着吃、炒着吃、做汤菜吃皆可，每天1个。

康复患者聚济南

2007 年 9 月 26 日，由我院主办的血液病、肿瘤座谈会在济南雅悦大酒店举行。来自全国多个城市的近 30 名康复患者前来参加会议。

在座谈会上，家住济南的张某兰老人的老伴在谈到她的治疗情况时激动得落下了眼泪。张某兰是一位多发性骨髓瘤患者，刚确诊时，孩子咨询过很多专家，得出的结论是这种病的生存期很难突破 5 年。然而，经过我们医院的中医治疗后，5 年过去了，张某兰老人不仅活得好好的，她的骨髓瘤及各种症状也消失了。

张某兰老人在 2001 年 6 月，因骨头疼在当地医院按骨质增生治疗后效果不明显，仍然持续疼痛且有加重的趋势，于是其儿女带她去一家省级医院做进一步检查，最终被确诊为多发性骨髓瘤。此病是恶性浆细胞病中最常见的一种类型，又称骨髓瘤、浆细胞骨髓瘤或 Kahler 病。总体而言，本病在以化疗为主要治疗的条件下，患者的中数生存期为 30 ～ 36 个月。导致患者死亡的主要原因是感染、肾功能衰竭、骨髓瘤进展所致周身衰竭或多器官衰竭，少数患者因胃肠道或颅内出血而死亡。面对这样的诊断，患者的家人十分恐惧，随即让张某兰老人住院接受治疗。考虑到患者年龄大，体质虚，医院为她做了小剂量的化疗，连续做了几次，效果不显，症状依旧。为了尽快控制病情，家人在医生的建议下选择了费用较高的一种叫"万珂"的注射药物。然而，十几万元花完了，老人的骨疼虽然稍有减轻，但是体质却明显下降，没注射前还能走动，现在却只能卧床。

儿女们更加着急了，开始四处打听。老人的女儿从一位亲友处得知，淄博延强医院用中药治疗血液病有效果的信息后，急忙赶来淄川找我。家属当时给我提供的病情：张某兰老人有乏力、头晕、怕冷、腰椎疼痛、食欲差、大便溏稀、舌苔白等症状。我辨证为脾肾阳虚、寒凝经脉、髓窍失养，治疗原则需要健脾补肾，温通经脉，滋养骨髓。我给她开了散结通胶囊、补气养血丸、特制中药胶囊及对症的汤药。张某兰老人在服用 1 个月后自感精神好转，体力增加，疼痛和怕冷减轻。

患者的心情好了，全家也跟着高兴。老人在高兴之余对孩子们讲，要是能起来走走就更好了。她的孩子们何尝不是这样想，他们更是盼望老母亲能像得病前那样健康生活。张某兰老人的孩子都是事业有成的人，在工作之余还得照顾老人，每天都身心疲惫。为取得更好疗效，孩子们经过商量，决定请我到济南给老人亲自面诊。面对他们的孝心，我愉快地答应。跟随她的女儿到家后，老人一把

125

抓住我的手，激动地说："黄院长，真是感谢你能亲自过来，见到你，我的心里就踏实了。年龄大了不怕死，我就想少受点罪，自己能起来走走。"为了鼓励老人，我把新疆哈密患者吕某怀患同样的病，经过中医药调理安全过了5年的事情讲给她听，张某兰老人的脸上露出了笑容。后来连续治疗6个月，老人的疼痛基本消失，并且慢慢可以下地行走。

从那以后，因为身体状况日渐好转，不再需要身边有人专门照顾，张某兰老人就由老伴陪同每2个月到我们医院取药。经过2年的治疗后，老两口能够一起出门散步了。为了巩固疗效，防止病情反复，老人一直在坚持用药。

莱芜患者赵某国，在座谈会上的感言让我终生难忘。他说，感谢爹、感谢娘也要感谢医生黄衍强。他是莱芜的一名普通农民，2001年1月因感冒持续发烧治疗无效转入一家省级医院，最后被确诊为急性早幼粒细胞白血病（M_3a）。他随即住院化疗，一个疗程结束后，他一向强壮的身体被打垮了，加上高昂的药费，他感到世界末日就要来临。绝望之余，赵某国要求出院回家。实际上，医院早已经把病危通知书给了他的大哥。回家后，亲朋好友和街坊邻居都来看望，赵某国的心情坏到了极点。他不能放弃生命，因为他还有年近80的老母亲和3个尚未成年的孩子需要抚养，而如果继续治疗，上万的医疗费用又会让这个家庭雪上加霜。他想，有身体才有本钱，如果经过治疗病情有所控制甚至康复，他还有机会东山再起，而如果从此倒下，以后就什么都没有了。为了省钱，赵某国没有再去省级的医院，而是选择本市的一家医院。住院期间，他遇到一位病友，这位病友每次化疗结束后都会很快恢复，让他感到惊奇。经过打听，他得知病友化疗后都会及时吃中药调理，而且化疗的间隔期也在逐渐延长。赵某国想，这正是他想走的康复之路。在病友的指引下，他也开始服用我们研制的祛白胶囊、滋阴生血胶囊等中药。经过半年的治疗，他的病情完全控制，身体也逐步恢复正常，2年后完全脱离化疗，还能做些家务，中药治疗的费用也能让他承受得起。6年过去了，赵某国早已停药，现在又成为家里的顶梁柱。

衍强荐方

护眼茶：枸杞、菊花、决明子、桑椹各 5g，开水冲泡代茶饮用。

康复患者登上泰山

2010 年 4 月 25 日，阳光明媚，春意盎然。在泰山之巅玉皇顶上，一幅"我登上了泰山"的旗帜迎风飘扬。在红旗周围，兴高采烈的人们在欢呼呐喊。然而有谁知道，他们的心情和一般的登山者不同，因为他们都是来自淄博延强医院的白血病、癌症康复患者，曾经经历过九死一生。登上泰山，对于他们来说，是见证生命的顽强，见证中医学的博大精深。

2010 年 4 月 23 日，我院组织的血液病肿瘤康复联谊会，在医院 2 楼多功能会议室举行。会后，医院组织康复患者集体登临东岳泰山。患者中有来自北京、上海、哈尔滨、沈阳、太原、青岛、临夏、吉隆坡等地的血液病及肿瘤康复患者 30 余名。在会场上，他们回顾各自的曲折求医之路，畅谈自己的康复经验，气氛热烈。山东中医药大学教授、淄博市抗癌健身乐园负责人、媒体记者等亲临现场观摩。

会上，来自甘肃省临夏市的公务员石某红，给大家讲了她的经历。2006 年 10 月，她开始经常发低烧，浑身无力，脸色苍白，确诊为急性粒 – 单核细胞白血病（M_4a）。她住院 8 个月，化疗进行 6 个疗程，花了 28 万元，头发几乎掉光了。她出现了呕吐、口腔溃疡、流鼻血、高热不退、拉肚子、全身浮肿等症状，抗生素已不起作用，每做 1 个疗程都要输很多血小板、丙种球蛋白等。到第 6 个疗程时，她还出现了昏迷，要靠氧气维持呼吸。在石某红万念俱灰之际，病友告诉她一个信息，淄博延强医院擅治此病。得知这一消息，在石某红难以承受路途颠簸的情况下，丈夫千里迢迢为她代诊。我亲自接待，并开出了祛白胶囊、滋阴生血胶囊、解毒凉血扶正丸等中药。服药后石某红感觉一天比一天好，从 2007 年 8 月开始近 3 年间，她做了 3 次骨穿，各项指标正常，病情稳定，再没有做化疗，见到她的人都说这是个奇迹！

来自太原的王某深也介绍了她辛酸的治病经过："2005 年 8 月 28 日我被确诊为急性粒细胞白血病（M_1），父母第二天便带我去天津某知名医院。在那儿我住院 8 个月，做了 5 次化疗，最痛苦的是我呕吐不止，把胃液都吐出来了，接下来是感染、发烧、脱发，让我痛不欲生。尤其是第 5 次化疗后我发生了休克，血色素只有 5g/L，胸腔大量积液，医生下了病危通知书。无奈，父母转而求助于中医，先后去北京、唐山、保定等地求医问药，后来听说延强医院中医治疗白血病有'绝招'，就带着我去试试看。没想到用中药后我身体状况逐渐转好，血常规及其他检查结果一切正常。去年，我又在大医

129

院做了微小残留病灶检查，结果也非常好。我高兴地把这些情况告诉了病友，他们也先后去找黄院长求医，现在他们也都服中药有 3 年之久，身体状况良好。去年，我如愿考上了大学，我每天怀着一颗感恩的心，深知没有父母、没有黄院长，我就不会这么快康复，并走进大学课堂！"

专程飞来中国参会的马来西亚患者梁某健先生和张某恩女士，同患急性淋巴细胞白血病，经当地病友介绍，分别于 2005 年 5 月和 2005 年 1 月来我院用中药治疗，服药至今，经当地医院骨髓穿刺复查，均完全缓解，已达临床治愈。

衍强荐方

润肺饮：西洋参 5g、百合 12g、麦冬 10g、白木耳 10g、五味子 5g，每天 1 剂，水煎服。

重温青春福州行

福州是我的第二故乡。34 年前，我怀着保家卫国的梦想来过这个地方，把青春留在了这里，也在这里锻炼了自己。

34 年弹指一挥间，2013 年 5 月，我又回到了福州，回到了这个风和日丽的地方。不过，这次来不是重温青春，而是应福州抗癌协会癌症康复会会长陈淑梅邀请，为等待在这里的癌症康复患者举办血液病肿瘤中医康复讲座。

5 月 23 日上午，我还在淄博的诊室坐诊，看完最后一名患者，已经中午 12 点多了。伸展一下紧张的身体，简单地吃了午饭后，我便与助手拎起行李赶往济南遥墙机场，利用 2 个多小时的飞行时间在飞机上睡了个好觉。到达福州长乐机场，时间已是下午 4 点多。坐上陈会长派来的小轿车，汽车一路奔驰，道路两侧郁郁葱葱的青山又勾起了我当兵时的回忆，所看到的一切都是那么亲切。

轿车在位于五四路的世界金龙大厦前面停下。等待在大厅的患者许某的父亲一眼便认出了我，迎上前紧紧握住我的手不放，高兴地说："黄院长，您这次能来福州真是太好了，是福州患者的福音啊！我的孩子患的是淋巴瘤，服您的药 2 年多了，病情非常稳定，个子也长高了。"随即，他陪同我会见在楼上等候的福州癌症康复会陈淑梅会长。年近八旬，有 28 年癌症病史的陈会长，虽然身体瘦弱，但是精神矍铄。一见面，老人家立即迎上来，双手合十，连声说："黄院长一路辛苦，看过您编写的书，我受益匪浅，能请您来我们非常高兴。"看到陈会长这么大的岁数还在为抗癌事业奔波，我非常感动。

5 月 24 日早上 10 点钟，200 人的会场，已是座无虚席。讲座由陈会长主持，我做了以《肺癌的中医辨证治疗》为题的主题讲座。

在讲座中，我以肺癌的治疗为主线，结合自己多年的临床实践，详细阐述了"四疗、四防、四心、四结合"等理念在癌症中的应用，用通俗易懂的语言和生动鲜活的实例让患者们耳目一新，受益匪浅。尤其是对于"笑疗"，大家更觉新奇，我建议那些心理恐惧悲观的患者一定放松心情、树立信心，每天对着镜子笑一笑，改善心情。另外，我还向大家介绍了几种常见药物的真假鉴别。由于与会患者热情高涨，讲座直到下午 1 点才结束。午饭后我开始为患者诊疗，由于人数众多，没有看到的就排到了第二天。

5 月 25 日上午 9 点钟，讲座开始。由于南北气候差异，加之疲劳，我也感冒了。我由此引入话题，先把治疗感冒的常用药物给大家做了讲解：风寒感冒可用通宣理肺丸；风热感冒用桑菊感冒丸、西羚解毒丸；夏天暑热感冒用藿香正气丸；情绪不好可用逍遥丸等。然后，我正式进入"扶正祛邪抗肿瘤"的话题。我通过列举生活中的自然现象，浅显明了地说明了中医所讲的扶正、祛邪、气血阴阳等理念，使大家对中医有了进一步的了解，引起了大家浓厚的兴趣。

患者许某的父亲及 10 多位我们的老患者在讲座现场现身说法，用朴实的语言讲述了各自的故事。来自厦门的著名作家丽晴女士（《中国式抗癌》的作者）、福州抗癌协会的会员及周边城市的近 200 名癌症及血液病患者认真聆听并不断鼓掌喝彩。

讲座结束后，我与患者进行了现场交流，解答他们提出的疑惑，并为患者指导用药。还没有来得及吃午饭，我就被等在楼下的一位危重患者家属"劫"走了。由于患者病情危重，不能来诊，在陈会长的安排下，我专门前往。等返回会场时，已是下午 3 点钟。我一进门，在此等候诊疗的患者便蜂拥而至，立刻围坐一团，开始按照排好的顺序逐个和我交流，让我为他们诊疗开方。直到最后一位患者满意地离去，夜幕已经降临。

这次义诊活动虽然只有 2 天，任务却相当繁重，举办了 2 次讲座和义诊，诊治患者 80 人次。虽然劳累，但能为我第二故乡的患者服务，倍感荣幸。何况还有陈会长这样的老前辈，尽管年事已高却还在坚持为病友们服务，我应该更加努力。

为了抗癌事业，为了百姓健康，累并快乐着，值！

衍强荐方

盗汗：可服用六味地黄丸，如果舌苔黄腻、下焦湿热，可服用知柏地黄丸。

医圣碑前诉心愿

张仲景被人称为"医中之圣，方中之祖"，是东汉末年著名医学家。相传，他曾举孝廉，做过长沙太守，所以又有"张长沙"之称。张仲景广泛收集医方，写出了传世巨著《伤寒杂病论》。我从孩童时就接触到张仲景的书，19岁时第一次利用张仲景的小青龙汤治愈一位亲属的肺心病，这使得初出茅庐的我一举成名。在此后40多年的行医过程中，不管遇到常见病还是疑难病，我总习惯于先在张仲景的方剂中筛选配方，虽然不是照搬张仲景的方子，但大多情况下都是根据张仲景提出的辨证原则，治愈了许多小至感冒，大到癌症的患者。

2008年5月，我到上海讲学，有一位胰腺癌肝转移的患者找到了我。他叫江某康，在上海的一个具有全国影响力的大型医院就诊后，被医生告知已经无法手术，在现有的医疗条件下，生命最多能够维持几个月的时间。江某康无法接受这一事实,求生的欲望促使他多方打听,找到了到上海讲学会诊的我。当时,我虽然也感到这样的病非常难治,但还是利用了医圣张仲景的辨证思想,并用张仲景方剂中的大柴胡汤为基础,加减调整,对患者进行调理。2个月后,江某康病情好转,转危为安。后来,我一直遵循张仲景的治疗原则,连续给予治疗。到现在已经过了5年,江某康身上的多处病灶已完全消失,各项检查、生命体征全部正常。

每当患者投来赞许的目光,我首先想到的是医圣张仲景,患者应该感谢这位伟大的医圣,医生更应该感谢这位伟大的医圣。我多次给我的弟子们说,张仲景的书就是活人的书,并把"仲景书越读越有味,仲景方越用越神奇"这句话印在精美的图片上,摆放在每一位医生的办公桌上。

多少年来,我养成了一种习惯,只要一有难题,就会独自站在张仲景雕像前,怀着一种敬仰的心情,默默地与这位古人对话。

2011年10月3日,我带着我们医院的骨干医生,怀着一颗虔诚的心,赶到医圣的诞生地——河南南阳,参观仰慕已久的医圣祠,瞻仰神往多年的张仲景墓地。

医圣祠坐落在南阳市中心城区东关温凉河畔。一进医圣祠大门,我便被这处具有汉代建筑风格,布局严谨、巍峨壮观,屋顶金黄色的琉璃瓦光彩夺目的建筑所吸引。郭沫若老先生于1952年12月题写的匾额"医圣祠"三个大字,苍劲有力,熠熠生辉。位于医圣祠中轴线的建筑有大门、照壁、仲景雕像、纪念碑亭、山门、冢墓、过殿、正殿。两则有双阙、古代医学家塑像群、东碑碣廊、西画像廊、春台亭、秋风阁、仁术馆、仲圣堂、智圆斋、寿膳堂、东西偏殿等。古代医学家塑像群，塑有医和、王叔和、华佗、李时珍4个中国不同历史时期的大医学家。张仲景的墓地也在祠内。

在张仲景墓前，我带领大家完成了祭拜仪式后，一个人独自站了很久。与这位古代医圣对话，是我多年的夙愿。现在，这个愿望终于实现了，我却陷入了更深一层的思考。当时，我就做了一个决定，以后新进的医生，都要首先前来拜谒张仲景。通过拜谒医圣，一是要培养医务人员感恩的心，二是要让张仲景"勤求古训，博采众方"的精神感染和影响每一个人。

衍强荐方

治产后无乳验方：黄芪 15g、当归 10g、路路通 10g、丝瓜络 10g，猪蹄 1 个，煮熟后食蹄喝汤。

携岳母游庐山

　　岳母自 1991 年从南京来到我们家，帮助我和妻子带孩子，料理家务，做好一家人的后勤保障工作。老人家一辈子非常勤奋，在年轻时就深受村里人的喜爱。在我们的孩子们长大后，岳母又帮我打理医院，成了我的好帮手。

　　1996 年 5 月 7 日到 12 日，全国中医血证痰证学术研讨会在庐山风景区召开。我写的《加味活络效灵丹在临床上应用》一文被大会论文集收录，并被邀请在会上做典型交流发言。因为这次会议允许带家属或同事一起参加，我便与妻子商量，让岳母跟随我一起到庐山参加这次学术交流会，开开眼界，顺便游览观光。

　　这次一同参加会议的还有我的师兄、师弟和师妹，我们一行十几人，看上去很像是一个旅行团。我岳母自然是其中年龄最大的一位，但岳母的形象气质颇佳，满头银发，不笑不说话。为了称呼方便，大家都称她为"老领导"。因为有了岳母这位活宝，我们一路谈笑风生，高兴满程。

我们先从淄博坐火车到了南京，当晚从南京乘船，逆流而上。夜晚，长江两岸万家灯火，迷人的景色尽收眼底。因为携岳母一起出行，这次外出我特意带上了军事望远镜，每路过一个城市，我都把望远镜递到岳母的手上。站在船头，岳母手持望远镜，就像一位身经百战的将军，每当在望远镜里看到美丽的景色时，她都会将望远镜递给我说："衍强你也来看看。"后来为了方便，我索性直接把望远镜挂在了岳母的脖子上。

我们所乘轮船的体积很大，上面有电影院、小卖部，还有洗澡间，除了沿途风光一览无余，晚上洗澡之后，还可以安安稳稳地睡个好觉。第二天早上，一声汽笛声长鸣，轮船停泊在九江庐山码头。

下船之后举目望去，云雾缭绕，郁郁葱葱，尽是一派江南景色。师兄杨德发诗兴大发，顺口朗诵出"一山飞峙大江边，跃上葱茏四百旋。冷眼向洋看世界，热风吹雨洒江天。云横九派浮黄鹤，浪下三吴起白烟。陶令不知何处去，桃花源里可耕田"的诗句。后来我们坐上接我们上山的观光车，虽然是一路颠簸，但岳母没有一点疲惫，在不知不觉中，我们到达庐山宾馆。

中午吃过午饭后，稍事休息，我们便参观了庐山会议旧址纪念馆，看了毛主席著名诗句"暮色苍茫看劲松，乱云飞渡仍从容，天生一个仙人洞，无限风光在险峰"中提到的仙人洞。机不可失，时不再来，大家异口同声地说应该在这里留个合影。于是大家簇拥着我的岳母，众星捧月，分立两侧，随着相机的咔嚓声，留下了最美好的回忆。

第二天和第三天是学术大会时间，在岳母的见证下，我非常荣幸地登上了主席台，宣读了自己的论文。我在文章中提到的活络效灵丹，是民国时期著名中医张锡纯之方，主要治疗瘀血阻络引起的颈肩腰腿及全身疼痛，我在这个处方的基础上又加了徐长卿等药物，使得治疗疼痛的效果更好。登台演讲，让我感受到中医人的光荣，我们中医人除了要为患者看好病，还要积极推广中医。我后来经常撰写中医科普方面的文章，让更多人了解中医，从而相信中医，享受中医带来的调理。

第四天，我们正式开始游庐山，首先到了位于九江市庐山东南的五老峰。仰望五老峰，它们像是席地而坐的五位老翁，人们把源出一山的五个山峰统称为五老峰。

当地抬滑竿的人发现了我岳母，可能是觉得她年龄大的缘故，他们主动要求抬着我的岳母游览。我问抬一趟需要多少钱？他们讲180元。当我准备付款的时候，岳母却坚决不同意，还一再给人家解释，说她不是怕花钱，主要是想锻炼锻炼身体。岳母平时就有喜欢爬山锻炼身体的习惯，步入美如画卷的庐山景区，更是精神焕发，眼睛格外明亮，特别有精气神。这里满山绿色，到处是鸟语花香，清澈的溪水潺潺地流着，清凉无比。当我们翻越了第1座山峰时，岳母一点儿也不感觉累，在不知不觉中我们又到了第2座山峰。

人多热闹，我们一路有说有笑，如此翻山越岭，却倍感轻松。我不由得唱起了"满山的松树青又青，满山的翠竹根连根……"大家听后也不由地跟唱，真是你方唱罢我登场。许树东师兄非常注重学问的研究，他说，我们借开会来庐山游玩，玩是玩，但是我们不能忘记自己的专业。他当即给大家出了个题目，问大家补阳还五汤中哪味药的剂量最大？我们异口同声地说是黄芪。他又问病机是什么？我们回答气虚血瘀。他问黄芪的用量是多少？我们回答四两，也就是现在的120克，师兄非常会意地笑了。我们在自考本科的时候，师兄曾把这些主要的方剂编成歌诀，如这首补阳还五汤，他编的其中一句"黄芪四两不用犟"，让我永远不会忘记黄芪四两就是120克，这是清代名医王清任创立的一个治疗中风后遗症的大方，效果显著。教材中的方歌是"补阳还五赤芍芎，归尾通经佐地龙。四两黄芪为主药，血中瘀滞用桃红。"

岳母虽然不怎么懂医，但看到我们在游览时还不忘自己的专业，便不住地为我们拍手叫好。

在这一过程中，我为大家分享了三仁汤，正式的方歌为"三仁杏蔻薏苡仁，朴夏通草滑竹存。宣畅气机清湿热，湿重热轻在气分"。为了有趣味的一遍记住，我编的顺口溜是"三人爬竹竿，扑通滑下来"。三人实际上三仁，即杏仁、白豆蔻、薏苡仁，竹是竹叶，扑是厚朴，通是通草，滑是滑石，下是半夏。这是清代温病大师吴鞠通在他所著《温病条辨》一书中的方剂，是能够治疗舌苔白腻、不想吃饭、低热不退的良方。就这样，我们既欣赏美景，又温习中医知识，再加上交流参加大会的收获，不知不觉中已近暮色。

一边游山玩水，一边巩固中医知识，大家竟然忘记了疲劳。岳母的兴致一直不减，一直健步在队伍里。最不开心的人应该是跟了我们一天的两位轿夫了，他们说什么也不会相信这位老太太居然能够连续翻越五座山峰而不叫累！

第五天游览三叠泉。同样有一对轿夫，紧紧地跟在我岳母的后面。当我们走到三叠泉的时候，向下看特别陡峭，几乎是直上直下，我的第一感觉是头晕目眩。岳母看到我的表情，对我说不要往下看，就看眼前这一步。我在前面倒着移动脚步，紧紧抓着在我上面的岳母的手，我们小心翼翼倒行着往下走。为了安全，我们行进的速度很慢，每下一个台阶都要垫一步。三叠泉是集险峰怪石、飞瀑流泉为一体的山丘型旅游地，山峰高峻，峡谷幽深。由大月山、五老峰的涧水汇合，从大月山流出，经过五老峰背，由北崖悬口注入大盘石上，又飞泻到二级大盘石，再喷洒至三级盘石，形成三叠，因此而得名。三叠泉落差很深，路程很长，当我们跌跌撞撞到达目的地的时候，有一种征服大自然的成就感。我们每个人都伸长了脖子，深深地吸上一口气，真是沁人心脾，感觉特别清新愉悦。好不容易到了这里，我们都喝了一口三叠泉的水，希望自己能够长命百岁，更希望"老领导"长命百岁。

后来我们找了一个空旷的地方席地而坐，举目望去，让我联想到"日照香炉生紫烟，遥看瀑布挂前川，飞流直下三千尺，疑是银河落九天"。大诗人李白写的诗情画意就在眼前。在欣赏大自然美好风光的同时，我们每个人都打开随身的食物一起分享。有带苹果的，有带香蕉的，有带煮鸡蛋的，有带香肠的，有带苏打饼干的，有带矿泉水的，还有的买了江西庐山特产茶饼、酒糟鱼，非常丰盛。我提议以水代酒，为我们游览阶段性的胜利干杯。大家开怀畅饮，饱餐一顿，真是美哉！岳母脸上的笑容像是孩子，和我们融入一起，

141

人也显得年轻。

经过大半个小时的休息，我们开始返程。

如果说从上向下是到了井底，那么从下到上则是由井底到井口。举眼望去，层层叠叠、弯弯曲曲的台阶，让人头晕目眩。而我的岳母却看不出半点畏惧，倒是像要出征的将军，抬步就走。这使得一直跟在我们后面以为能揽到活的轿夫深感无奈，我也不住地为执着的轿夫感到惋惜。路上我不知有多少次跟岳母说，您年龄大了，乘坐轿子不累，可是我岳母说什么也不坐。话说回来，在那样十分陡峭的台阶上，乘坐轿子的人可能身心愉悦，但是看轿子的人一定会提心吊胆。我们还是老办法，每上一个台阶垫一步，小心翼翼，不敢高声语，终于走出了三叠泉。

这次行程一周，我们每个人都收获满满。宋代著名诗人苏轼写的《题西林壁》时常回响在耳边："横看成岭侧成峰，远近高低各不同，不识庐山真面目，只缘身在此山中。"在回山东的路上，我们有说有笑，时而高歌一曲，时而来上一段顺口溜。我们共同感慨，庐山真是一个好地方，岳母更是觉得不虚此行，这让我感到极大的欣慰。

到现在，我带岳母游览庐山的事情已经过去26年，而她老人家也已仙逝。岳母从1991年到我们家，到2013年去世，享年82岁。在一起朝夕相处22年，岳母就像我的母亲一样，和我们一家人亲密无间。我们之间互相关心，互相爱护，留下了人生中一段美好的记忆。

执笔之时，想起老人家慈祥的面容，生活简朴和勤劳吃苦的精神，令我久久难以释怀。

衍强荐方

治牙龈出血方：白茅根 30g、小蓟 30g，水煎服；三七粉 2g，冲服。

第三辑

扫码听故事

最重要的是活着

我与文学结缘

中药鉴别有绝技

医术代代有传承

三喜临门家和睦

当选淄博名中医

难得战友再重逢

胃癌也要分类型

在济南面粉厂工作的孙某刚，1998年在省城某大医院被诊断为胃癌，随即进行了手术及化疗。因翻江倒海般的呕吐、饮食欠佳、全身乏力等许多不适，他自己不愿再如此治疗下去。孙某刚是我爱人的表哥，知道我从事中医药的工作，于是从济南赶来找我，让我用中医药为他治疗和调理。他经过2个月的中药治疗，饮食好转，面色红润，体重增加。连续治疗2年后，他完全康复，至今如同正常人。有所不同的是，以前他在卖水果和蔬菜，现在变为在家做家务，我的表嫂担当起这份生意，夫妻两人互相换了角色，其乐融融，真是患难见真情。

与孙某刚住在同一条胡同、年龄相仿的一位男士，同样因患胃癌做了手术。孙某刚向这位街坊好心提示，胃癌手术后要做好中医药的维护。但这位患者讲，他已经做了彻底的根治手术，不需要再

147

进行中医治疗，结果在 1 年之后出现复发和转移，虽然之后又经过各种治疗，但不到半年便去世了。

10 多年前，博山有一位 70 多岁的男性胃癌患者，在做了手术之后，腹部胀满如鼓，腿肿得像木桶，气息奄奄，生命垂危。他的儿子是淄博市某公司的副总经理，专门来找我。我详细地询问病情，当他讲到患者已有 40 多天没有大便时，我随即问能否吃饭，他说患者每天的饭量都很少，大约能吃一个核桃大小的馒头。我认为，大便不通是主要矛盾，于是开了张仲景的大承气汤，让他回去后马上给患者服用。第三天他儿子找到我，非常高兴地说用药之后，这位患者的大便排泄了大半脸盆，奇臭无比，同一个病房的患者都跑到了走廊，他父亲的腹部就像泄了气的皮球一样扁了下来，肿胀的双腿消了肿，饭量也增加了。然后我用四君子汤为主给他调理，1 个月后，患者可以下床，在儿子的陪伴下来到我们医院继续调理，半年之后生活可自理。

就胃癌而言，中医将其分为胃寒、胃热、胃阴虚、气滞血瘀等类型。胃寒的治疗需要温胃散寒，以理中汤为主，配合通经络、散瘀结的散结通胶囊，在饮食方面，适合热性的食物，如生姜、羊肉，不宜用生冷的西瓜、苦瓜、绿茶等。胃热的治疗需清热消炎，最简单的方法是看舌苔的颜色判断湿热所占的比例，比如白苔占九分，黄的占一分，那么祛湿的比例应该占九分，清热的比例则占一分。正确掌握祛湿与清热药物的用量，这样用数学的观点指导中医的诊断和用药，使原本比较模糊的概念达到量化，使要以祛湿为主还是以清热为主变得一目了然。胃阴虚的治疗则需以滋补胃阴为主，其辨证关键是舌无苔，中医叫镜面舌。这类患者不能用清热燥湿的药物，饮食方面适合凉性的水果、蔬菜，不适合辣椒、胡椒、芥末、韭菜、香菜等。气滞血瘀则需要疏肝理气、活血化瘀，饮食方面可以用水萝卜，生吃、炒菜、做汤等均可，达到"上面打嗝，下面放屁"，使人体的气机上通下达，全身的经络畅通，气血循环得到改善。

从以上可以看出，即使都是胃癌，其治疗的方法也会因为个体差别而不同，千万不能一概而论，不然容易出现过度治疗，在消灭癌细胞的同时，人体的免疫力没有了，再用什么灵丹妙药也无济于事。

中医对癌症的治疗方法，除了中药还有针灸。如果能有机地配合好，就能明显提高治疗效果。在此基础上，建议患者再进行气功锻炼、配合正确饮食等，从而达到最佳的治疗效果。

衍强荐方

治白癜风验方：当归 10g、川芎 10g、赤芍 12g、生地 15g、墨旱莲 10g、女贞子 15g、制首乌 30g、丹参 30g、白芷 10g、丹皮 10g、紫草 10g、白蒺藜 10g、荆芥 10g、防风 10g，水煎服，30 天为 1 个疗程。

再障患儿获康复

孩子是家庭的希望、国家的未来，但很多十几岁的花季少年，却不幸遭受病魔的侵扰，早早失去了健康和快乐。

2002年6月，我接诊了2位再生障碍性贫血的患儿。一位是淄博市张店区13岁的女生肖某红，另一位是恒台县13岁的男生张某德。他们在大医院治疗的方案基本相同，都是以激素类药物治疗为主，也都出现了许多副作用。当服用我开的中药后，2个月过去了，他们的血象都没有上升。从我们的临床经验来看，以纯正中药为主治疗疾病时，往往是先有症状的改善，随着体质的好转，血象才逐渐上升。

为了与患者做好沟通以便长期治疗，我有意问肖某红的母亲："在我们医院治疗2个月了，孩子的血象一点没有上升，你怎么还继续带她来治疗呢？"这位孩子的妈妈比较睿智，非常从容地回答："我的外祖父就是有名的老中医，我们知道中药是做身体全面调理的，所以可以等。"另一位男孩的母亲则回答得更直率："我们是治疗有效的亲戚介绍来的，我们相信自己的孩子也一定能在这里治好。"听了这些话，我感到倍受鼓舞，能够得到人们的信任是一种幸福。我每次都认真研究处方，发现这些患血液病的孩子，大多喜欢喝饮料，爱吃烧烤等一些熟食制品，这些食品为了增加色香味美，可能会违规使用一些食品添加剂。从临床上看，孩子不仅血象低，而且容易生口腔溃疡，舌苔白黄厚腻，中医称之为"湿热内蕴"，可以理解为体内有热毒蕴结。这是非常重要的致病因素，对此我们以清利湿热为主，在此基础上补益气血。

在以上思路的调理下，这两个孩子服用我们医院研制的解毒凉血扶正丸、滋阴生血胶囊、补肾益髓丸等药物。第3个月，他们的血象开始上升，经过3年的治疗达到彻底康复。

有一年春节后，我接到从德国打来的拜年电话，当时我感觉很纳闷，对方讲他是张某德的爸爸，近几年在德国打工，非常感谢我将他的儿子复杂的病治好了。

因为多年从事血液病、肿瘤的中医药治疗研究与临床工作，凡事我都喜欢做深入的思考。患者中，很多人也喝了许多中药，但大多直接补血，效果往往不好。我们医生也应该与时俱进，认识到当下的食品污染、空气污染、精神污染等诸多因素，以此研究与治疗疾病。

纵观中医治疗血液病的历史，20世纪60年代，治疗以补益气血为主，大多效果良好。因为当时物资匮乏，营养不足，补上就好。

20世纪70年代，治疗以"脾胃为气血生化之源"为主，由此开始注重脾胃的调理。20世纪80年代，治疗以"肾藏精，精血同源"，补肾为主。20世纪90年代，随着高倍电子显微镜技术的发展，发现了微循环障碍影响血液的生成，提出活血化瘀的治疗方法。进入21世纪，随着工业化的进程，人们发现中毒致病的比例越来越高，因此提出解毒排毒的治疗方法。我们医院综合以上众多观点，更注重观察每位患者的个体因素，因人因病而异，调整治疗方案，对于血液病中的骨髓增生异常综合征、白血病、血小板减少性紫癜、恶性淋巴瘤、多发性骨髓瘤等，采用解毒排毒加补益肝肾气血的方法，使许多患者走向康复。

衍强荐方

治老年皮肤瘙痒验方：当归10g、川芎10g、白芍12g、熟地30g、制首乌15g、白蒺藜10g、黄芪15g、荆芥10g、防风10g、生姜3片，大枣4个，水煎服。

另服桂利嗪片，每次1～2片，每天3次。久病患者需调理数月才会好转。

因势利导祛湿气

　　中医学认为，湿气有内湿和外湿。所谓内湿，是指脾肾阳虚及过度体力劳动伤脾，造成脾的运化功能和津液输布功能障碍，引起水液停留的病理状态。内湿的形成还和以下因素有关：过食肥甘、嗜酒、恣食生冷，导致脾失健运，不能为胃及全身输布津液；或素体肥胖，或喜静少动，或情志抑郁，以致气机不利，津液输布障碍，因而水液不化，聚而成湿所致。湿浊内生亦与肾阳虚，温煦气化失职有关，其表现常随湿浊阻滞部位不同而异。如湿浊留滞经脉之间，则见头昏闷重如裹，肢体重着或屈伸不利；湿犯上焦心肺，则胸闷咳嗽；湿阻中焦脾胃，则见脘腹胀满，纳果，口腻或甜，舌苔厚腻；湿滞下焦肝肾，则腹胀便溏，小便不利；水湿泛于皮肤肌腠，则发为水肿。我们能够看到的大多是外湿，如长期居住在潮湿的环境中，或淋雨后，或在夏天雨季湿度大，天热下蒸，地湿上煮，人在其中，暑湿之气耗伤人体的正气。"外因易防，内贼难挡"说的就是外湿容易防范，但内湿则是人体内在的功能失调，容易使人忽视。

湿邪的特点是什么呢？中医学称"湿邪重着，缠绵难愈"。这可以与我们日常生活联想，如果有水在桌面上或墙面上，我们可以用毛巾擦干。但水如果作为一种湿邪浸入到物体中，比如浸入到木材中、墙壁中，我们很难一下子把它清理干净。由此可以看出，凡是湿邪造成的疾病，很难速效。当湿邪侵袭人体后，它会因每个人体质的不同而出现不同转化。如果是热体质的人，则容易转化为湿热症；如果是寒体质的人，则容易转化为寒湿症。湿邪久了还可以化为痰热，阻塞经络可导致发生脑肿瘤。

2003年，在我接诊的众多患者中，有几位印象比较深的癌症患者，他们的病情就与湿邪有关，在采用因势利导的方法进行治疗后逐渐得到康复。

家住淄博市淄川区黑旺镇的52岁男性患者成某旺，在医院诊断为肺癌，因为家庭条件特别困难，做不起化疗，住不起医院，所以他要求采用中医药治疗。当时，成某旺痰中带血，痰多质稀色白，身体消瘦，脉象缓弱，舌质淡红苔白厚腻。我辨证为脾肺气虚，痰饮内盛。宜健脾益肺，温化痰饮，方用六君子汤加味，同时配合服用我们医院研制的散结通胶囊。经过2年的调理后，成某旺症状改善，病灶缩小，身体康复，现与正常人一样。

济南历城区50岁的男性患者李某刚，被诊断为胃癌，在手术之后出现脘腹胀满，不思饮食，全身消瘦，脉滑数，舌质红苔白黄厚腻。我辨证为湿热内蕴，以祛湿清热法治疗，方用半夏泻心汤加味，同时配合我们医院研制的散结通胶囊，根据病情的变化不断调理方药，3个月后改为服中药蜜丸。经过近2年的治疗，李某刚彻底康复。

淄博市淄川区潘阳社区48岁的女性患者张某晓，在某医院确诊为"脑瘤"，准备采用手术切除治疗。除了拿不起几万元的医疗费，她更担心肿瘤复发和转移，于是前来我们医院要求中医药治疗。当时张某晓头痛，视物重影，舌位不正，舌质红苔黄腻，脉滑数。我辨证为痰热上扰清窍（大脑），治疗宜清热化痰，软坚散结，方用西黄丸配合散结通胶囊。服用药物后，张某晓每个月消除一个症状，半年后，她的饮食、睡眠、大小便全部恢复正常。1年后，张某晓再到原来的医院进行复查，结果显示肿瘤没有增大也没有缩小。又经过1年的中药蜜丸调理，张某晓再去进行复查时发现肿瘤比以前小了1毫米。患者及家属非常高兴，于是她停服药物，至今良好。

患者除了服用中药，也应该在饮食上注意祛湿调理。偏于湿热的患者可以用薏苡仁、红小豆、绿豆煮后连吃带喝；偏于寒湿的患者可用干姜、白术、云苓研粉，每次适量，每天3次开水冲熟食用。还有一种预防湿邪的方法是，在关元穴、命门穴贴艾灸贴，每天1次，每次10小时。除了除湿，常贴这几个穴位还可以达到强身健体的效果。

衍强荐方

带状疱疹治疗方案：

1. 刺血拔罐。

2. 六神丸研粉用阿昔洛韦乳膏调成糊状外敷患处。

3. 口服龙胆泻肝汤或栝楼红花甘草汤。

最重要的是活着

2008年6月8日，我在上海市宏福堂中医门诊部，举办"扶正祛邪与癌症防治"的讲座。结束后，有一位女士从后台跑到前面，向我索要名片，她说自己叫余某平，是一位胃癌患者，同时还是上海癌症康复学校的康复辅导老师，在上海听过许多专家的讲座，但很多内容听不懂。今天的课她听懂了，什么臭水沟理论啊，轮胎理论啊，让人耳目一新，很容易理解。她说，她爱人的表弟患了胰腺癌肝转移，上海权威医院的专家告知患者的生存期还剩半年。她问，能否按照我讲的方法治疗，我当即回答可以。

第二天，余某平的表弟江先生在家人的搀扶下到了我在上海的诊室，当时，他面部、巩膜及全身发黄，精神萎靡不振，看上去真是命悬一线。患者脉弦滑数有力，舌质红，舌苔黄厚腻，我辨证为肝胆脾胃湿热内蕴，给予清理湿热为主的治疗。因为患者胰腺癌已经很久再加上肝内多发性转移病情确实危重，我反复地思考处方，突然联想到以前治愈过输尿管结石，随即以张仲景的大柴胡汤、茵陈蒿汤、四金化石汤加减化裁，加上我们医院研制的散结通胶囊。服用第 1 周的时候，患者小便的颜色如浓茶一般，第 2 周变成黄色，2 个月后逐渐变成正常色，面部及身上的黄疸消失。因我从 1997 年起就应上海石化公司患者邀请出诊，10 多年来，我带领延强医院的同事们坚持每个月的第 2 个周末都到上海坐诊，不断为新老患者把脉、观舌象、问症状变化。连续治疗 5 个月后，江先生肝上的病灶由原来的块状变成点状。11 个月后，点状病灶也没有了，血液检验中的 4 项癌症指标 3 项正常，1 项稍微高一点，他看上去年轻了许多。经过 3 年多的不断调理，2011 年复查结果显示，江先生的病灶完全消失。江先生也因这事与我们医院结缘，我们成了好朋友。他在 2010 年 4 月份来淄博看望我们并送上一面印有"弘扬中医医德高尚"的锦旗。我们还一起到潭溪山风景区参观旅游。

安徽蚌埠 64 岁的张先生，2011 年患胰腺癌肝转移，医院告知生存期不过半年。他的儿子在上海工作，得知江先生的治疗情况后，特别邀请我到上海为他父亲亲自面诊，并负责往返机票、食宿费用等。经过不断的努力，张先生安全度过 5 年。今年春节前他病情反复，经手术切除一个鸡蛋大的肿瘤，其中一半坚硬如石，另一半则蓬松如棉，经病理检测为癌转移病灶。让专家们不解的是肿瘤很特殊，外面非常光滑不像肿瘤。医生问这么多年是怎么样过来的，家属告知采用中药治疗。做手术的专家讲，看来中药对肿瘤的生长起了干扰的作用，使肿瘤成为"四不像"。

作为患者，肿瘤像什么不重要，重要的是活着。患者对中西医的治疗方法不甚明了，谁能救他们的命，他们就感谢谁。我们身为中医，一定要虚心向同道学习，争取中西医结合，成功救治更多的患者。

衍强荐方

消脂降压茶：山楂、决明子、荷叶、菊花、绞股蓝、夏枯草各 5g，开水冲泡代茶饮。

受聘任兼职教授

能够坐在大学的教室里，系统听课学习，是我学生时代最大的梦想，可惜在高考时名落孙山。参军后我本想通过努力，争取考入军医大学，却因政策的原因失去机会。虽然大学没有读成，可是我的大学梦却没有中断，1988 年，我参加了全国成人高等教育中医专业自考，1992 年获得山东中医学院的毕业证书，2003 年至 2006 年，我又参加了北京中医药大学专升本考试，顺利通过后获得证书。

现在几十年过去了，每当听到亲友中有人考入大学的消息，我都会兴奋不已，心情就像自己考中一样。因为对学习的渴望，我内心一直关注着教育事业，如果遇到需要帮助的人，我都会尽力去帮。

2004 年，山东理工大学生命科学学院因为研究一种针对心脑血管疾病的药物（当时定名"葡心通胶囊"）时，需要我的支持，我便有幸与他们结缘。该药物是由葡萄籽提取物菁华素、甲壳胺和绞股兰等组成的，对保护心脑血管有良好的效果。

在与学院领导的交谈中，我了解到该学院有几位成绩优秀的学生，因家庭经济困难影响了学业。得知这种情况，我感同身受，当即决定帮助这些困难学生渡过难关，让他们顺利完成学业，成为国家栋梁。我提出为学生设立奖学金的想法，得到了学院领导的高度重视，为此还专门安排了隆重的仪式，并聘请我为兼职教授。我还应邀为该院师生做了一场"中医是如何治病的"的科普讲座，得到了同学们的普遍认可。

这次讲座主要为大家讲解了如何从中医的脉诊、舌诊、症状的搜集，按照中医望、问、闻、切四诊合参的程序，最后得出辨证结果。讲到脉诊时我说，因为现在各级医院的诊断设备多了，很多人忽视了脉诊的研究和临床实用。同时，我还列举了两个典型的病例。

第一个病例是临淄的一位癌症患者，她是我的老患者。有一年我去美国参加学术会议的时候，她哮喘病发作，找了当地医院中医科的医生，给她做了许多检查，但却没有号脉，这位医生对着报告单给她开中药。当她问为什么不号脉的时候，那位给她诊断的，有着硕士研究生学历的医生对她讲，现在用不着号脉了。再看治疗效果如何呢？她连续服用了 3 周共 21 剂该医生所开的中药，却没有一点效果。等我从美国返回的第二天，她就找到我，诉说自己的痛苦经历。我为她号脉，发现为紧脉，这是人体受到寒冷刺激时，皮肤汗孔闭塞在脉象上的表现。应该用以中药麻黄为主的药物把汗孔打开，使人体所受到的寒气从汗孔排出来。针对她的情况，我只给她开了 3 剂药，第二天就接到患者的电话，当天晚上服药之后她就可以躺下睡觉了。喝完这3剂药，我又为她调理1次，现在她康复如常人。

另一病例是淄博市某乒乓球学校孙校长87岁的母亲，当时因为患脉管炎正准备截肢。我问，用过中药吗？孙校长回答，他的母亲几个月以来用了各种抗生素都没有效果，疼痛越来越重，每天只能依靠"杜冷丁"度日，再用中药能管用吗？我对他说，最好试一下。当我号脉时，发现患者的脉搏在很深的位置跳动，反映心脏的泵血功能太差，应该通过药物增强心脏的泵血功能，促进血液流通。我告诉孙校长，老人家的病表现在腿上，实际在心脏，应该通过调理心脏达到血管畅通的目的。我首选黄芪补气，再加人参、丹参及清利下焦湿热的药物配合。患者在用药3天后疼痛减轻，2周后停用"杜冷丁"，2个月后下地行走。后来，又经过一段时间的治疗她的身体完全康复，生命一直延续到94岁。

由此可以看出，诸如中医脉诊、舌诊等许多宝贝，我们不能随便丢掉。当广大师生听到这些内容后，感到耳目一新，从中医角度对生命有了新的认识。当看到学生们拿到奖学金后开心的笑容，我感到无比的幸福。

后来，我从中医药专业的角度，对这种治疗心脑血管疾病的药物进行了改进。中医理论上讲，心气不足容易导致心、脑及全身供血不足，从而引发心脑血管疾病。于是我在原方的基础上，加西洋参增强心脏的动力，加三七粉活血化瘀。为了方便口服，我们医院引进中药浓缩提取设备，对中药饮片进行浓缩提取，一颗粒囊相当于原药材5颗，每次服用几粒胶囊就可以达到理想的效果。这种药物取名"心脑通胶囊",对于改善心脑及全身的血液循环,预防心梗、脑梗,以及对癌症患者的康复都非常有益。

衍强荐方

治胆囊炎验方:柴胡 15g、黄芩 10g、半夏 10g、枳实 12g、大黄 10g、白芍 12g、郁金 10g、金钱草 15g、生姜 3 片,每天 1 剂,水煎服。

治胆囊炎外用方:制乳香、制没药各 10g,冰片 2g,大黄 10g,芒硝 10g,元胡 10g,共研细末,加麻油少许,调成稠糊状,装瓶备用。用时每次取一角钱硬币大小,外敷于胆囊区疼痛部位,外用胶布固定。敷 8 小时后揭去,每天 2～3 次,以敷至不再疼痛为度。

我与文学结缘

　　我从小就喜欢文学，只可惜语文基础薄弱。尽管如此，我还是喜欢编写一些小诗或者顺口溜，一来增加生活的乐趣，二来有利于工作，方便与患者沟通。为了勉励自己和医生团队，我曾写了一首小诗："身在闹市中，心静不染尘，仲景书苦读，造福更多人。"

　　在我遇到临床难题时，一直用我写的另一首诗鼓励自己："攻关不怕坚，学医莫畏难，医路有险阻，苦战能过关。"这首诗后来成了医院的座右铭。

　　在长期的医疗实践中，我经常用文学的方式来总结自己的认识。如"西医学讲科技，以实验为基础，注重微观治疗人的病。中医学重哲学，以实践为基础，注重宏观调理病的人。""华夏气功学，激发人体潜能，提升正能量。医气相结合，优势能够互补，共同努力，拯救更多人。"还有写给患者的"知识决定命运，患病急需知识。病重急则治标，首先选择西医学治疗。病情稳定固本，一定不忘中医治疗。诸多方法结合，共创生命奇迹。"

每年我都会编辑一些保健养生信息发给我的亲朋好友。比如："天气转寒，注意保暖。冬季闭藏，早起早眠。运动健身，免伤风寒。不慎感冒，首选通宣。寒冬之季，情谊温暖。发此短信，祝您体健。"

闲暇时，我会及时把自己的一些临床感悟和经验体会整理储存，整理的手段也从最早的纸张，到电脑，再到现在的智能手机——我最得力的助手。为了不断提高自己的文学水平，我曾与我的一位白血病患者（现在已经康复 10 年）——某省语文教学专家张教授探讨文学的学习方法，得到他的不少指导。我的五叔黄玉庆，人称"黄快板"，在板话艺术方面造诣颇高，在日常交流中他使我受益匪浅。在他的大作《黄快板板话》问世后，我为他写了这样几句话："五叔大作，光宗耀祖。爱憎分明，褒贬有度。激励后辈，勤奋读书。立志创业，誉越齐鲁。"

不知不觉，40 多年过去了，我写下的文字竟然积累了 200 多万字，有的已经编纂成册，由多家出版社出版发行。我的同道好友、淄博市名中医、市中医院的曹元成主任还为此写了一篇《200 万字的先生——黄衍强中医师》。

我对文学的热爱也逐渐被亲朋好友所熟知，在朋友的联系下，我开始与文学界的朋友们结缘。

2014 年 7 月 6 日，淄博市诗词学会会员一行 20 余人，在李奎封会长的带领下来到淄博延强医院进行采风活动。我向会员们汇报了自己的行医经历和事业发展的历程。在听完汇报后，会员们对我在医院管理当中总结的医院文化深表赞同。其中我总结的："医者，易也；医者，艺也；医者，意也。"引起大家的浓厚兴趣。李奎封会长认为，能把看病开方当成艺术实属创新，这也是一种境界。通过畅谈交流，大家更好地找到了诗词文化和医院文化的切入点，会员们对中医药有了进一步认识，激发了大家的创作激情，有些会员当场赋诗撰联。李奎封会长在参访后写下了《咏延强医院》一诗：

> 誉满杏林人气和，延强大爱暖心窝。
>
> 医兼标本克顽症，疾辨阴阳降恶魔。
>
> 博学从来谋略远，病除自会口碑多。
>
> 真情化转正能量，海右山南听赞歌。
>
> 学贯中西世共传，医龄四十值华年。
>
> 甘霖遍洒山披绿，硕果丰盈枝斗妍。
>
> 一片冰心屏陋俗，三分清气续良缘。
>
> 玫瑰馈矣余香绕，枯木新生大德牵。

衍强荐方

治小儿流涎验方：益智仁、丁香、肉桂各 10g，共研细末，用米醋适量，调成稀糊状，外敷于肚脐处，纱布覆盖，胶布固定，每天换药 1 次，连用 1 周。

诚信民营医院

2009 年，对于淄博延强医院来说，是一个里程碑式的年份，这一年，设施先进的新院址建成并投入使用、承担的科研项目通过验收、医院被评为首届诚信民营医院。这一年可谓是三喜临门。

2009 年 9 月 27 日，历时 700 多天紧张建设的淄博延强医院新址落成，新院址位于淄川区建设路 688 号。淄博延强医院从 1981 年开诊时只有几名员工，仅有 2 间房子的诊所，发展到今天建筑面积 1 万平方米，员工近百人，床位 60 张的综合型中医医院。宽敞整洁的门诊及住院大楼、温馨的医疗环境，再加上科学先进的硬件设施，使医院的综合诊疗服务能力获得大幅提升。医院设有中医内、妇、儿科，血液病科、肿瘤科、针灸科、推拿科、预防保健科、康复医学科、医学影像科、医学检验科等科室。另外，院内还设有血液病、肿瘤、糖尿病、不孕症、乳腺病、肾病、颈肩腰腿疼、手足外科、康复等特色专业。院内医护人员中大专以上学历者占65%。此外，院内还拥有远程健康检测系统、血流变检测仪、自动生化分析仪、脉象仪、B超仪、全自动煎药机、胶囊填充机等10余台先进的医药设备。

由我院承担的课题"滋阴生血胶囊、祛白胶囊联合化疗治疗急性白血病临床疗效评价研究"，根据急性白血病的发病特点和临床症状，在中医药理论的指导下，结合中医药防治及临床实践经验，提出热毒内蕴为其发病之根本原因，气阴亏虚为此病之始终病机。本病在治疗上，初期宜以清热解毒为主、辅以益气养阴，病情后期或化疗后宜以益气养阴为主、辅以清热解毒，据此筛选出治疗急性白血病的有效方药，研制出医疗机构制剂祛白胶囊和滋阴生血胶囊，该制剂组方合理，配伍严谨。研究结果表明，祛白胶囊、滋阴生血胶囊能够提高患者生活质量，增强化疗的治疗效果，减轻化疗药物的毒副作用，有较高的社会经济效益和较广阔的应用前景。

2009年9月19日项目鉴定会在我院举行，来自山东省中医药大学、山东省中医院、山东省千佛山医院等单位的7位中医专家参加，经过严谨的审核、论证，专家们一致认为：该课题选题新颖，设计合理，内容充实，资料丰富，方法先进，统计学处理方法应用正确，说理充分，为中西医结合治疗急性白血病提供了重要依据，具有较高的学术价值和临床应用价值。经文献检索，国内未见相同报道，鉴定委员会认为该研究成果已达到同类研究的国内领先水平。

2009年12月29日，由淄博日报社、淄博市民营医院协会联合主办的淄博市首届诚信民营医院评选活动隆重揭晓，活动以"弘扬高尚医德，打造诚信品牌"为宗旨，旨在向市民推荐一批医疗条件好、技术实力强、美誉度高、值得信赖的民营医院，以评促优，进一步促进民营医院健康发展。

本次评选历时 2 个月。淄博市民营医院协会制定了评选标准，并向社会公布。本着"公开、公平、公正"的原则，经过广大市民电话投票、网络投票、短信投票，并征询卫生主管部门、食品药品监督管理部门、医保部门、物价部门等的意见，再经专家认真细致评选，最终我院当选淄博市首届诚信民营医院。

衍强荐方

五红汤：枸杞 10g，红豆 20g，红皮花生米 10g，红糖 30g，红枣 5 个。以上食材放入陶瓷锅内，加适量水后，加盖煮烂后食用，对一般性贫血及化疗后气血不足有较好的效果。

三喜临门家和睦

2011年，对我和家庭来说，可谓三喜临门：岳母80岁寿辰、女儿步入婚姻殿堂、儿子考入北京中医药大学。

2011年6月21日，是岳母80岁寿辰，我们全家都非常盼望这一天到来。提到我们全家对她老人家的感情，还要从1991年那段曲折的经历说起。

1991年，帮我进药及管理后勤的老父亲突然患脑血栓住院。我一边与兄弟姐妹轮流护理老人，一边还要每天接诊几十号患者，真是忙不过来。午饭经常到下午一两点才吃，晚饭有时要到七八点才吃，有时累了不想做饭，只好到饭店就餐。每次我去饭店吃饭，因为肚子饿的原因，总感觉等待的时间特别长。

岳母家有3个孩子，大女儿是我爱人，儿子和二女儿在南京工作。那年，我的女儿只有6岁，在南京的另一个外孙女才2岁，都需要她老人家照看。得知我的情况后，为了照顾我们的生活，她很快从南京赶到我们的身边。岳母特别勤快，家里家外帮助我们安排得井井有条。从那以后，老人家一直照顾我和家人的生活，先后在我们这里过了60岁、70岁生日，一家人其乐融融。

当岳母80岁生日来临的时候，我们兄弟姐妹酝酿了很久，决定热烈庆祝一番。妻弟和妻妹两家也从南京来到淄川，还有我的姐姐、哥哥，他们都参加了这次盛会。在这次庆祝会上，我爱人路秀会首先发言，她讲到20多年来，妈妈把全部的精力都贡献到了我们的家庭和事业上。她动情地说："妈妈是我们的主心骨，是我们的依靠。为了事业我们在国内国外东奔西走，为了孩子上学，我们北京、上海南征北战。在我们的事业上都渗透着妈妈的心血和汗水。妈妈是我做人处事的榜样，也是我亲密无间的朋友。多少年来，妈妈以我的苦而苦，以我的乐而乐。妈妈的心胸是宽广的，妈妈的爱是无私的。在我们的大家庭里，妈妈疼哥哥爱兄弟，关心下一代。在妈妈身上，我学会了奉献、宽容、善良和无私。"妻弟及女儿，妻妹及女儿，还有我及女儿、儿子都从不同的感受先后表达了对老人家的感恩之情。

女儿黄飞，2010年从上海中医药大学硕士研究生毕业来到淄博延强医院，与从山东中医药大学硕士研究生毕业、我院的中医师王永瑞喜结良缘。共同的事业让他们走到了一起，我们看在眼里，喜在心里。就在这一年的8月26日，两位新人在淄川蒲泉大酒店举办了隆重的婚礼。女儿的婚礼，除了亲朋好友均都到场外，更使我感动的是女儿的导师，上海中医药大学副校长朱惠荣教授，冒雨从上海乘飞机到济南。那天因雨下得特别大，飞机不能在济南遥墙机场降落，她只能又飞临沂。女婿的导师，山东中医药大学的刘持年教授、韩涛教授都在百忙之中赶了过来。我的爱婿王永瑞的答谢词，令我及参加婚礼的许多人都感动落泪。

儿子黄帅于这一年参加高考，同年 7 月 20 日收到北京中医药大学的录取通知书。回想 3 年高中备考，特别是第 3 年的冲刺阶段，孩子真是痛苦煎熬。现在终于如愿以偿，实现了自己的梦想。对于专业的选择，我们全家人聚在一起反复推敲。因我从小患哮喘、胃病，恨病学医，从十几岁就开始为患者开方，每天忙于诊务，没有时间系统学习西医学知识。因此，我认为孩子学习中西医结合专业比较好。他帮我实现了这一愿望。

时间过得很快，就在写这段回忆的时候，儿子已经毕业。为了开阔视野，在朋友的帮助下，他飞赴新西兰中医学院深造。在梅西大学学习时，他向西方人士推广我们医院采用中医药为主的方法治疗白血病、再生障碍性贫血、血小板减少症、恶性淋巴瘤、多发性骨髓瘤等疾病的情况。今后还将陆续将我们医院运用中药治疗肺癌、胃癌、肝癌、乳腺癌、子宫癌、脑瘤的经验和方法介绍到世界各地。

衍强荐方

治小儿消化不良验方：炒神曲、炒麦芽、炒谷芽、炒山楂、炒鸡内金各 10g，共为细末。每次服用 5g，用米汤送下，每天 3 次。

2016 年 11 月 24 日上午 11 点，应患者邀请，我前往新西兰一家医院，看望一位 67 岁的华裔男性脑瘤患者。

2016 年 10 月 1 日患者在该院确诊，病灶 5 厘米，给予 90% 切除，病理切片结果为恶性胶质瘤。1 个月后患者病情复发，病灶较前增大，给予放疗 5 次。医院告知家属，生命只能维持 2 个月。该患者脉缓弱，舌质红苔黄腻，右侧肢体不能活动，反应迟钝，语言不清，右下肢检测发现许多血栓。患者饮食尚可，每天晚上睡眠 2 小时，烦躁，恶心不吐，大便 3 ～ 4 天 1 次，特别干燥，小便黄，每天 3 ～ 4 次。患者身体容易怕冷，两足凉，右甚，无汗。

我辨证为脾肾阳虚，气虚血瘀，湿热内蕴。治以温补脾肾，补气活血，利湿清热为主。用药如下：

1. 金匮肾气丸（浓缩丸），每次 10 粒，每天 3 次。

173

2. 黄芪 30g、党参 15g、丹参 30g、白术 12g、当归 12g、川芎 10g、赤芍 12g、生地 15g、白芍 15g、炙甘草 10g、苍术 10g、黄柏 10g、薏苡仁 20g、川牛膝 15g、胆南星 10g。上方 3 剂，水煎服。

3. 散结通胶囊 3 瓶，每次 3 粒，每天 3 次。

4. 中药胶囊根据病情配制，主要抑制坏细胞，控制病灶的发展。

5. 学练真气运行法，一旦患者病情逐渐改善，能够行走的时候，学练郭林导引。

6. 灵活用药，心烦意乱服用逍遥丸；效果不好，改服龙胆泻肝丸；大便干燥，服用四消丸。

这位患者采用我的治疗方法治疗一段时间后，病灶没再增大，身体各种症状逐渐好转。

西医学治疗脑瘤，以局部治疗为主，看重的是结果，着眼于消除癌细胞；中医学治疗疾病，以整体观念和辨证论治为主，着重从宏观上消除疾病的原因。经常生气恼怒的人，容易出现气滞血瘀；当人体活动量不足的时候，则容易气虚血瘀，瘀的结果就是形成瘤。只消灭瘤是治标的方法，调理气滞血瘀与气虚血瘀才是治本的方法。由此我们看出"因果关系"在脑瘤中的正确使用方法，应该"急则治标，以西为主；缓则固本，以中为主；中西结合，标本兼治"。虽不能完全治愈每一位患者，但对改善症状，延长生命还是有希望的。

山东省淄博市淄川区般阳生活小区的张某啸，女，42 岁。2002 年患脑胶质瘤。她在一家比较大的医院经核磁共振确诊，被告知需要手术治疗。患者一方面恐慌，另一方面家中经济条件困难，于是要求中医药诊治。在以上认识的前提下，我给予心理疏导，配合导引，同时让患者服用我们研制的散结通胶囊和特制中药胶囊，随时调配中药处方。患者从来诊时的有眼睛凸出、头痛欲吐等 4 个症状，每个月消除 1 个症状，到 4 个月后恢复正常，调理至 1 年的时候做核磁共振复查，肿瘤病灶无增大亦无缩小。患者如此继续调理 1 年，再做检测，肿瘤小了 1 厘米，又调理半年停药。十几年来，这位患者带瘤生存，如同正常人。

衍强荐方

治手足干裂或脱皮方：荆芥、防风、透骨草、红花各 10g，水煎后，先熏后洗手足脱皮处，每天 1 次，连用 1 周。

中药鉴别有绝技

因市场上中药材质量混乱的现象，自 1985 年开始，我就特别关注中药材的质量鉴别。因为这关系到患者用药的效果，就像战场上的战士的子弹，弹药的真假优劣，关系到打出去的子弹能否消灭敌人，更关系到是否会伤及自己。

有一次，一位供药商把当时比较紧俏的山萸肉送到我跟前，我拿出一个透明的玻璃杯，先把药物放上少许，然后倒入开水，过了几分钟后药材慢慢膨胀起来，药材表面出现星点，可以清楚地看出是山楂片，而真正的山萸肉表面没有星点。就这么简单的开水冲泡的物理方法，成为帮助鉴别真假山萸肉的一种方法。一看我如此认真专业，这位供药商慌了手脚，赶紧把我拉到里面的房间，说在全国这么多医疗单位，从来没有人看得出来，不断求情要求我千万不要打电话告诉有关部门。我严肃地说，人命贵于金，药物掺杂，以假乱真，你们欺骗医生和患者，轻则影响治疗效果，严重了可能会危及患者生命。如果你不懂应该学习，千万不能做这种违背良心的事情。另一位供药商提供的元胡包装外面粉末特别多，我通过一看二闻三尝，发现是元胡粉，但为什么外面的粉末这么多呢？于是我用锤子把药材砸开，发现里面竟是山药豆，外面的粉末是用来掩人耳目的。内行人都知道，那时的元胡与山药豆价格相差几十倍。

我们都知道黄连是苦的，但我在实际药材鉴别中发现竟有咸的。这是因为药材中盐的比重大，每公斤掺一二两盐，其增加的利润非常可观。其他还有诸如红花用红糖水浸泡，金银花用白糖水喷洒，然后在太阳下晒干，以增加药材重量的行为。鉴别的方法也不麻烦，拿起来放在口中，如果过甜就是掺糖的结果。

青黛是治疗癌症、白血病的一种关键药材，有的不法商贩竟然加入水泥以增加重量。鉴别的方法也很简单，取一张香烟盒中的锡纸，把青黛放在上面，下面用打火机点燃烘烤，几秒钟后青黛会瞬间燃烧殆尽，剩下少许红印。如果掺有水泥则会显现原形。

半夏在《中国药典》规定为天南星科植物半夏的干燥块茎。《常用中药鉴定大全》将水半夏、虎掌半夏、山珠半夏、梨头尖等同科植物的干燥块茎列为伪品、易混品，其中比较常见的为水半夏。半夏与水半夏区分很容易，半夏带肚脐，水半夏两头尖。无论是它们原来的样子，还是切开的断面，都是旱半夏带肚脐，水半夏两头尖。可惜有的医生不认识中药材，即使假的摆在面前也不懂，这样就使不法商贩有了可乘之机。

其他的药材如全蝎、蜈蚣、壁虎，不法商贩则向这些药材中注

177

入水泥，塞入木屑甚至钢珠以增加重量。对于名贵的麝香、牛黄、羚羊角粉，单纯依靠传统的经验已经不能清楚地鉴别。我在以后事业的发展中，引进药剂专业的大学生，投资购买相应的设备，实现了传统经验与现代检验技术相结合，不仅能从宏观把握药材质量，还做到了微观上准确到位。最典型的是羚羊角粉，现在市场上的羚羊角粉含量达到 30% 就算是好货了，而有的羚羊角粉经过检验成分是零，这样怎么会有效果呢？而我所在的延强医院羚羊角纯度保证在 90% 以上，以达到最佳的质量。烟台市的一位领导患了血癌，每次发热都依靠激素退热，在用了羚羊角粉和小柴胡颗粒之后，完全代替了激素，患者高兴地说，要是早一点认识中医药的作用就好了。

自我 1981 年创办医院以来，医院就以中药质量好，品种全，吸引了方圆几十里甚至省内外患者前来就诊取药。有的患者因为报销的原因，要求把处方带回当地取药，服用后发现同样的处方，效果却不如在延强医院取的药效果好，怎么同一张处方效果大不相同呢？细心的患者认真对比中药材，发现院外所取药材的质量和我院的不一样。因此不管距离多远，一些老患者总要求从延强医院寄药。由此可见质量的重要性。

"有医无药药不灵，有药无医胡闹腾"是我在临床中的感悟。这句话的意思是，有了高明的医生，但是没有优良的中药材，即便这位医生开的方子再好，也不会有好的效果；有了好的中药材，而医生的医术太差，同样不会有好的效果。一个好的医院，不仅医生的医德要高、医术要精，而且药材也要好，这样才会达到最佳治疗效果。

衍强荐方

治疗肝癌方：

逍遥丸和鳖甲煎丸对肝癌有一定的疗效。

肝癌的发生与闷闷不乐有关，中医认为气滞可以导致血瘀。逍遥丸能够调理人的情绪，对肝郁脾虚的患者起到疏肝解郁、健脾祛湿的作用；鳖甲煎丸能够消痞散结。

发挥中药独特药效

为确保中药材的质量，我从 1985 年开始精心研究中药材的炮制。

日常生活中，生姜、大葱、蒜，我们生着吃不了多少，熟着却可以吃很多，其道理是煮熟之后它们的刺激性味道大减，更适合大家的口味。由此可见，这些食材生熟之间区别很大，更何况是药物呢？中药是用来治病的，我们更需要认真炮制，以达到减毒增效的作用。

生姜被称为"止呕圣品"，生品能解表发散风寒；晒干之后名为干姜，内治脾胃虚寒；炒到发黑则叫炮姜，可以温经止血；生姜皮则能够利水消肿。同一种植物炮制的方法不同，作用有别。

生半夏有毒，一般多外用。生半夏炮制之后则毒性大减，根据其用途不同，有许多不同的炮制方法。

1.清半夏，化痰作用强，宜用于体弱多痰、寒湿较轻者。炮制方法为，半夏加入白矾水煮 2～3 小时，切开无白心时捞出，切片晒干。

2.姜半夏具燥湿化痰、降逆止呕的功效，适用于脾虚痰涎壅盛作呕或寒痰咳逆者，其炮制按照生半夏、生姜、白矾100：25：12.5 的比例，取生姜片煎汤，然后加入白矾，再浸入半夏煮熟即可。

3.法半夏除燥湿化痰外，还有调脾和胃的功效，常用于脾虚湿困、痰饮内停之证。其炮制按照半夏、甘草、生石灰100：16：20 的比例，取甘草煎汤，再将生石灰投入汤中搅拌，略沉淀，取上清液，将上述备用半夏投入其中，浸泡 4～5 日，至药材变黄，切开内无白心时捞出，清洗干净，阴干即得法半夏。

4.青盐半夏，为清半夏用盐水浸泡，晒干入药者。其清热化痰作用强，多用于治疗瘰疬痰核、梅核气等病症，可起消痰散结之功效。

5.竹沥半夏，为清半夏用鲜竹沥淋洒拌匀，待竹沥被吸尽后，晒干入药。其清热化痰止咳作用强，用于胃热呕吐，或肺热咳痰、色黄黏稠，或痰热内闭、中风不语等证。

生甘草清热解毒的作用好，如果用蜂蜜炒炙之后则补益的功能增加，用于虚寒性胃炎、胃溃疡、胃癌、心肌炎、冠心病等。山楂生用活血，炒用可以消食导滞。麦芽生用能够回乳，炒用可以帮助消化。大黄生用 3～5g 健胃，10g 泻下，酒炒之后则活血祛瘀。石膏生用可以退高热，经过煅烧之后用于外科疮口不愈合。

料姜石是预防与治疗癌症的一味中药。在 20 世纪 70 年代，河南林县食道癌的发病率非常高，我们国家派出中医药专家实地察看研究后决定，在各家各户的水井、水缸中放入此药。放药 1 年之后，该地区食道癌的发病率下降了一半，足见此药的作用。料姜石内服可用于产后气冲，外用于疗疮肿毒。现代药理学研究发现，此药含有人体必需的多种微量元素，能止血利痰，杀菌消炎，抗真菌，降低水中亚硝氨含量，对人体无毒副作用，具有防癌、抗癌的功效。除此之外，为了保护脾胃，我还将麸皮与料姜石放在一起，将两者炒后用袋装机包装好，让患者冲服，患者服用就像喝茶一样方便。

马钱子是一味剧毒的中药材，有着"马钱子马钱子，马前吃了马后死"的说法。很多医生对此药望而生畏，这味药对我来说却是一味抗癌止痛、通经活络的好药。马钱子的功效如下：

1. 活血通络

马钱子有舒筋活血、散寒通络的功效。对于跌打损伤、痈疽肿痛有很好的疗效。

2. 除风散寒祛湿

马钱子对于风湿、类风湿性关节炎有很好的作用。

3. 消炎抗菌

马钱子有抗炎作用，对非特异性炎症、痈疽肿痛有一定的疗效。

4. 止痛

马钱子是一味止痛效果较好的中药，特别是对风湿骨痛、肌肉损伤疼痛有特效。

5. 祛瘀生肌

马钱子对小儿麻痹、手足麻木等也有较好的作用。

然而，就是这样一味功效卓著的中药，现在许多大医院的药房竟然没有，原因是有毒，很多医生怕担责任，真是因噎废食。那么多治疗癌症的药物，甚至是进口的西药，哪一种没有毒性？有些化疗药不小心沾到皮肤上就会导致溃烂。老百姓都知道是药三分毒，中药用好用不好，关键是看医生的炮制水平及检测的认真程度。如果按照中药炮制规范进行操作，再用现代科技设备检测马钱子中士的宁的含量，还是可以做到安全用药，发挥该药独有的功效。

衍强荐方

小便频数：可以服用缩泉丸。此药可以治疗小儿遗尿症，对于老年人夜尿频数也有一定的效果。缩泉丸为固涩剂，用于下元虚冷，小便频数。

中药给药办法多

传统膏药，不但能够治疗外科中的跌打损伤，还对内科疾病同样有效。

在临床过程中，我经常遇到小儿拒绝服药，尤其是中药汤剂的情况。成年人也是一样，虽然说良药苦口利于病，但仍有部分人不愿意长期喝药。根据这些情况，我开始研究外用药物治疗内科疾病的问题。但怎么样熬制膏药呢？我每天有很多患者，没有时间外出请教专业人员，只好晚上请教"书"老师。我把在部队时就已经整理的方子，反复斟酌修订，再找出清代膏药专家吴师机的《理瀹骈文》中所述的"外治之理即内治之理，外治之药即内治之药，所异者法耳"，我认为内科治疗有效的药物，通过外贴皮肤同样可以达到理想的效果，所不同的是用药的方式不同。

第一次自学熬制膏药时，我用的是部队发的水缸，下面点上一个酒精炉，经过多次熬制后倒入金黄色的樟丹，但却没有出现前人所讲"冒黑烟时樟丹由金黄色变为黑膏药"的化学反应。我心里着急，找出书本研究，发现正确的做法应该是在火候达到"滴水成珠"的时候才能放樟丹。怎样才能做到滴水成珠呢？书上写着要看到油开始冒烟的时候，用勺子撩起接近沸腾的油，离开油锅一尺的高度，慢慢把油滴入锅内，这时候如果出现滴下去的油成为圆珠的样子，而且在锅的表面能够待一会儿，说明温度到了下樟丹的火候。酒精炉的温度很难使缸子中的油沸腾，我不得不换了铁锅，在家中做饭的炉子上熬制。按照这样的方法，我进行了许多次实验，一次次地接近成功。有一次"滴水成珠"的现象出现了，我把准备好的樟丹放入油锅并不断搅拌，顿时黑烟滚滚，金黄色的樟丹刹那间变成了黑色。因为烟筒来不及排出烟雾，厨房到处布满了浓烟，虽然味道难闻，但我的心里却充满了喜悦。这时候端下锅，让膏药慢慢冷却，每天换清水 1 次，专业术语叫"去火毒"，7 天之后才可以使用。

我第一次配制的"小儿止泻膏"，治疗效果非常好，许多孩子不打针、不吃药，贴上膏药病就能好。以后我又陆续配制了"小儿厌食膏""妇女痛经膏"，并申请了国家专利，取名"一贴灵系列"。那时候，方圆几十里的患者涌入我的诊所，很多患者不用服药和打针，只需贴几帖膏药就好了。

在实践中，我发现夏天的膏药容易过软，冬天的膏药容易过硬，膏药过软过硬都不好用。经过反复摸索，我把樟丹的比例在夏天增多一些，冬天则减少一些，春秋的比例基本相同，这样便解决了这一问题。

我一边看书本，一边在实践中探索。

创新是一个民族的灵魂，医疗单位的创新不仅意味着生存，更重要的是争取把我们中国人发明的医疗产品推广到全世界。随着科学技术的不断进步，市场上出现了氮酮液体，将该产品加到传统的膏药中，能够促进药物对人体皮肤的渗透性，达到更快吸收的效果。我在研究治疗癌症的过程中，除了让患者服用口服药物，还配合膏药疗法，提升了癌症的治疗效果。一位上海的女性患者，因为乳腺癌手术后，右上肢出现浮肿，痛胀难忍，从上海来到淄博延强医院。经过辨证后，我决定采用内服外敷结合的方式治疗，一个月后该患者的症状明显改善。显著的疗效也吸引了她的很多病友，她的这些病友和她一起组团来淄博找我面诊。从临床实践中，我根据人体存在的寒体质、热体质，分别配制了"温通散结膏"和"清热散结膏"，对不同的癌症患者辨证使用，以达到更加理想的效果。

马来西亚的一名男孩，在 2 岁时患了淋巴癌，在当地医院化疗时病危。家人带他不远万里前来淄博延强医院采用中医药治疗，经过 5 年的调理彻底康复。2003 年我应柔佛州的患者邀请前往出诊，这位患儿的父母亲自驾车，从马来西亚的怡保经 7 个小时的行驶到达柔佛州。孩子的父亲把在吉隆坡中央医院检查的骨髓报告交给我看，报告显示癌细胞为零，血常规正常，孩子饮食、睡眠、大小便也都正常。这时孩子已经 7 岁，除了号脉看病的十几分钟，他都在楼上楼下不停地跑。孩子的父母深深感谢我对孩子的救命之恩。在异国他乡看到这样的场景，我真是欣慰，真正体会到医生的辛苦，如果能够换回患者及其全家的幸福，是功德无量的善事，因此更加体会到中医学的博大精深。

衍强荐方

老年人大便秘结：可以服用半硫丸，建议在医生指导下
服用。

老办法治疗现代病

　　除了鉴别、炮制中药和炼制膏药，我对临床上非常有效但药材公司没有货源，已经濒临失传的中药也会想方设法搞到手，并且在自己的临床经验基础上研制新药。

　　灶心土，是土炉灶中间烧得发红的土块。以前的土炉灶用泥土作材料，用柴草作燃料，柴草燃烧后的灰叫草木灰，可去疣和息肉。这样的炉子经过长时间煅烧后，把炉子砸开，中间烧得发红的土块就叫灶心土。该药虽然只是一种长期烧制的土，其貌不扬，但对癌症患者放化疗后产生的恶心、呕吐、没有食欲等非常有效，再加上六君子汤、焦四仙效果特别好。

　　现在即使在农村，也很少再有这种炉灶。为此，我专门请人到临沂山区去寻找，终于寻来了这样的炉灶。有一次，有一位患者病情危重，什么药也喝不下去，药物入口则吐出来，让很多给他治疗的医生感到无奈。了解他的情况后，我灵光一闪，想到名中医李克绍在其所著《胃肠病漫话》中有用灶心土治疗的经验，并告诫人们不能正常服药是病重的表现。中医学认为脾胃为气血生化之源，如果呕吐不止、食入即吐，是胃气已败的危象。根据这些理论，我给这位患者开了灶心土200g，让他捣碎放在锅中煮开，待土沉淀后，取水服用。另外，我还给他开了一个中药方，嘱咐也要以此水煎服。患者用了我的治疗办法后不再呕吐，随着药物发挥作用，他逐渐恢复了饮食，病情得到改善。

有一位青岛的患者，患肠癌并出现多处转移，全身怕冷，手足冰凉，精神萎靡不振，面色黄白，饮食不下，大便带血。脉象缓弱沉细，舌质淡红，舌体胖大，舌苔白腻，他的生命好像到了尽头，出现一派虚寒的现象。我认为这种情况，除了疾病本身的因素，也是因为过度抗癌治疗造成的。癌细胞还没有消灭干净，人体的热量却已经没了。热量就是人体的阳气，中医防治疾病，贵在对阳气的保护和提升。因为该患者脾阳不足，脾不统血，我予黄土汤治疗，效果非常好。患者从生命垂危，再到复诊时笑容满面，不但症状改善，随着体质的好转，也存活了下来。需要说明的是，黄土汤中的黄土，就是灶心土。可见这味看似普通的药材，只要用准，也会效如桴鼓。

有一次，诊所来了3位油漆工，伸出他们粗糙、皲裂的双手让我看，他们已经用过好多药方，但就是不能去根。经过认真思考，我认为他们从事这样的工作，大多是露天作业，风吹日晒，油漆粘在手上不容易去掉，因此造成手部与外界闭塞，汗孔不能正常开合，以致血液运行欠佳。我想到了荆芥、防风、透骨草，这是老百姓经常用来治疗跌打损伤的三味药，同时我又想，炉渣灰性热，加上这样的东西增加温通的效果一定会好，就叮嘱他们煮药时加一些炉渣灰在里面。1年后，其中的一位油漆工又来取药，高兴地说上次的方子太管用了。因为每天的患者多，我忘记了当时开的什么方子，这位患者说："就是让我们自己加炉渣灰的方子。"经查找处方，我发现除了荆芥、防风、透骨草，还加了伸筋草。由此可见，经验方也要不断研究完善，扩大治疗范围，这样会使许多不治之症变为可治之症。

许多处方不复杂，但因为太便宜却无人问津。许多患者也逐渐认识到，在疾病的治疗中，药并不是越贵越好。我在临床中发现，与患者的沟通交流是一件很重要的事情。医患两方，只有互相信任，才能取得良效，在信任的基础上，医患共同努力才会有好的效果。

衍强荐方

预防感冒：身体虚弱容易感冒的人，可以常服玉屏风散。

当选淄博名中医

2015 年 8 月，我荣幸地当选淄博市名中医。对于我来说，这是一份特殊的荣誉和礼物，因为我从 1975 年开始学医到 2015 年刚好 40 年。40 年，半辈子的努力，终于得到社会认可，我激动的心情溢于言表。这是评委会对我的认可，也是对我 40 年来工作的肯定。

回首 40 年，感慨万千。服务患者，治病救人是我生活的主旋律。40 年来，我几乎没有节假日，白天看病晚上看书，每天工作学习 10 多个小时。为了让患者满意，中午我经常接诊到 1 点多，坚持看完最后一个患者才下班。每当遇到临床难题，我总是挑灯夜读，查阅大量资料，有时通宵达旦。即使到外地出诊、参加学术会议，我也会利用在火车与飞机上的时间，研究尚未攻克的难题。

几十年来我带领自己的中医团队，奔赴北京、上海、南京、武汉、桂林、广州、乌鲁木齐、哈尔滨、沈阳、海南、香港等地开展中医药讲座。我还先后到美国、德国、荷兰、比利时、法国、澳大利亚、新西兰、马来西亚、新加坡等国出诊和参加会议。不论在国内还是国外，我就像一颗种子，走到哪里就把中医药知识传播到哪里。每到一处，不到公园就到书店，成了我的一种习惯。我在上海时，曾经有几次上午进了书店，直到晚上下班的时间，服务员催促才意识到中午饭还没有吃，真正体验了废寝忘食的感觉。

除了向"书老师"学习，我还向同道、前辈们请教。我曾得到国医大师陆广莘、朱良春，哈尔滨医科大学张亭栋教授（砒霜治癌的理论奠基人、求是杰出科学家奖获得者），上海中医药大学血液病专家吴翰香教授，金氏脉学的发明人金伟教授，中国中医科学院邓成珊教授，山东中医药大学刘持年教授，韩涛教授等医学大家的指导。他们都是我的良师益友，对提高我的诊疗水平和促进我积累医学经验起了重要作用。

恶性肿瘤、白血病、再生障碍性贫血、血小板减少性紫癜这些疾病治疗难度甚大，但是经过努力，在我接诊的众多国内外患者中，不少人竟然起死回生，转危为安。有的年轻人在治疗康复后成家生子；还有的夫妻因病离婚，经过治疗康复后又破镜重圆；有的患者被医院宣布不治，我用中医药又使他们获得了新生。我所在的淄博市虽然只是个小城市，但每天都有来自全国各地的患者。我在为患者解除痛苦的同时，也提升了淄博的知名度，这让我感到自豪。同时，我也感受到作为一名医生肩负的责任和使命，当患者们将一面面鲜红的锦旗送到我手中的时候，我心中非常高兴。在此我要感谢我的家人和团队，这是我们共同努力的结果。

衍强荐方

心律失常：张仲景的炙甘草汤，对临床上出现的早搏有非常好的治疗效果。

难得战友再重逢

时光荏苒，流年似水。人的一生是那么简单，简单得用"成功"和"失败"两个词就可以归纳；人的一生又是那么复杂，复杂得不是一两句话就可以说清。

2018年6月6日，对于我来说算得上是一个"六六大顺"的日子。这一天，40年未曾谋面的战友突然来到了我的面前，让我吃了一惊，可谓是"有朋自远方来不亦乐乎"，何况一同前来的，是我在部队时连队的卫生员。那时候，我们有着同样的职业，同样的梦想。而今年又恰逢我刚刚举办过60岁庆生晚宴，对于已过"耳顺"之年的我来说，本来已经是心如止水、难为情动，然而战友的重逢还是唤起了我对20岁青春岁月的向往。40年，如白驹过隙，就是人生的一个小小驿站！

人生是一把琴，岁月是一首歌。再回首，怀揣青春和梦想参军入伍的那一刻已过 40 个春秋，而我尝百草、试银针，从救治自己童年疾病开始的行医之路已经半载。人生一路走过、一路选择、一路遗失、一路收获、一路长叹、一路辉煌，正像李延伦主任在一篇文章中说的那样，我也变成了一首老歌，只待今日在和战友的对视中去领悟、去聆听。

而这次陪同战友一起前来看望我的高某星，就是当年参观过我中药房的卫生员之一。他经过部队的锻炼，回到家乡后继续从事卫生工作，据大家说，他工作兢兢业业，任劳任怨，得到当地群众的一致好评，也算得上是当地一位小有名气的医生。而这次来的主角周某龙，是另外一个团的卫生员，当年他和高某星在潍坊一同入伍，这次他是以患者身份前来找我治病的。

据这位战友说，大概在 4 年前，周某龙因为身体乏力、面色发黄等原因就诊于潍坊市人民医院，确诊为再生障碍性贫血。后来虽然经过各方面治疗，到处寻访名医，他的病情却没有改善。周某龙患病的消息传到了战友高某星的耳朵里，退伍后偶尔还和我有联系的高某星一听这种情况，当即决定带着他来找我。在高某星看来，我的医术一定能治疗得了这位战友的病，因此才有了 6 月 6 日我们分离了 40 多年的战友重逢的一幕。

如今的我已经不是那个为了展现中医魅力而寻找患者的部队卫生员了，经历了 40 多年的风风雨雨，接触过成千上万的患者，我也算是一位当地名中医了，而我用中医治疗血液病、恶性肿瘤等疑难杂症的情况更是名播海内外。但在我的战友面前，我不能不谦虚，一边给他开药，一边对战友说："不着急，试试看。"可喜的是，这位战友在服了我开的中药后，脸上再也没有愁容，他的病一天天好了起来。

衍强荐方

治疗脚癣：大黄、黄柏、蛇床子、地肤子各 15g，水煎泡脚。

医术代代有传承

　　中医历经千年，生生不息，不断发展，关键在于有传承。中医有着几千年的师徒传承历史，师徒传承也是中医长期以来传承的重要形式。

　　2020年7月18日下午6时，当大家结束了一天的工作，送走最后一个患者，我们在医院的门诊楼一楼大厅张仲景雕塑像前，在全体员工的见证下，举办了"淄博市名中医黄衍强团队传承拜师仪式"。这次拜师仪式由韩克敏副院长精心策划并亲自主持，我的学术继承人黄飞、王永瑞、袁栋、孙崇林和袁梁等行拜师礼。

　　在仪式开始前，首先由我为传承拜师大会致辞。我简单回顾了自己的求医历程，并结合自己的亲身经历，给大家讲述了"大医精诚"的行医道理。拜师仪式正式开始后，我和妻子路秀会入座，我的学术继承人黄飞、王永瑞、袁栋、孙崇林和袁梁共同诵读拜师帖。

197

然后，他们先后向我行拜师礼，承拜师帖，给我和他们的师母路秀会敬茶。一拜感谢恩师领进门；再拜传道授业不忘恩师；三拜一日为师终身为父，感谢父母养育恩。我们夫妇也向弟子们回赠了我们亲手挑选的《四大名著》作为回礼。

拜师礼结束后，我为弟子宣读《师训》。他们的师母路秀会则发表了热情洋溢的讲话，她说："今天是你们的拜师仪式，作为师母，我既是母亲，也是老师，我以一个长辈的身份提两点希望。其一'一日为师，终身为父'，虽然这是旧说法，但这也是中国人尊师重道的好传统。现在，你们都能独当一面了，但大家应该永远记住，你们的恩师是黄衍强。在你们青出于蓝而胜于蓝的时候，他为你们高兴；在你们生活不顺的时候，他为你们担忧！其二尊师重道，以院为家。我们医院是传统的家庭式医院，在你们不能独立生存的时候，是医院培养了你们，使你们成为一名让人看得起的中医师。现在你们成名成家了，也应该明白自己肩负的责任，要立志成为医院的栋梁之材，给更多的师弟师妹撑起这个家。"

妻子的讲话说出了举办这次拜师仪式的意义和重要性，也道出了这些年来我们的心愿。

我在《师训》中说："人之所贵者，仁也；情之所寄者，慈也；道之所存者，精也；医之所善者，诚也。大医治病，无欲无求，不问贫富，无论长幼，时存恻隐之心，常思救苦之志，视患者如至亲。汝辈当记，每方每药，皆系性命，一针一剂，全关生死，故医者业不可不精。然艺无止境，汝等当潜心尽力，俱得真传，青出于蓝胜于蓝。所谓大医精诚，乃吾医万事当存之本也，未敢一日或忘。谨以此训，与之共勉。"

当然，这样庄重的《师训》是我参考了很多资料后所写，用在拜师仪式上，我感觉很贴切，希望大家能理解其中的精髓。我最关注的还是带领五位徒弟面对医圣张仲景雕塑的宣誓，我要和他们一起，立志以"大医精诚"的先圣教诲为准线，踏踏实实做人，恭恭敬敬行医，为广大患者服务。

在这次拜师仪式上，我的学术继承人黄飞、王永瑞、袁栋、孙崇林和袁梁共同诵读了他们的拜师帖。拜师帖的内容言简意赅，道出了中医传承中的真谛："古之学者必有师，师者传道授业解惑也。医乃仁术，天人之学，惟拜名师，聆教诲、承技艺，广学博览，兼容并蓄，方可悟中医之真谛，担承中医文化之魂脉。先生为当地名医，弟子久慕先生医德、医理、医术、医功。今弟子自愿投身先生门下，愿执弟子之礼，得承薪传。愿敬先生终身，兴我中医传承之大业。"

过去，我一直认为拜师仪式举不举行并不重要，重要的是作为一院之长，我要把自己的队伍带好。然而，在韩克敏副院长的精心安排下，通过这样隆重的拜师仪式，我深刻地认识到，拜师仪式能使中医的传承更加强化。师重师德，徒知徒责，而最终目的还是要归结于使师徒学业精进，医术精湛，能更好地为广大患者服务。

我们始终坚守传统，坚持传统的望、问、闻、切，辨证施治原则，坚守用传统中药治病救人。尤其是在中医传承方面，我更是返璞归真，坚守传统"师带徒"的人才培养模式，先后培养出以王永瑞、黄飞、黄帅等为代表的高校系高端中医人才；以袁栋、孙崇林、袁梁、尚科等为代表的传统精英中医人才；以及修竹、何晋宇、吴惜群，郝缠巾，石开红，韦田等为代表的院外中医爱好者。

中医学与西医学不同，西医学的基础模式是实验医学，其理论是一对一的，而中医药学的核心理论是整体观念和辨证论治，又是整体之中注重个体的理论医学。中医讲的是辨证论治，其学术由临床产生，反过来也只有通过临床才能真正将其理解和运用。因此，我在中医传承的过程中，坚持师带徒的传统培养模式，即使对王永瑞、黄飞、黄帅这样经过正规院校培养的研究生，我也坚持在临床中带教，使他们迅速成长为中医方面的高端人才。

我的大弟子，也就是我的女儿黄飞，硕士研究生毕业于上海中医药大学，从小受我的耳濡目染，用她自己的话说，是闻着书香和中药的香味长大。大学期间，她如饥似渴地汲取书本上的知识，在《中医基础理论》《中医诊断学》《黄帝内经》《伤寒论》《温病条辨》等书籍及中医经典著作间尽情地学习、浏览，打下了坚实的中医理论基础，先后发表学术论文6篇，编写《中医与健康》1部，与人合著《扶正祛邪抗癌瘤》《黄衍强血液病证治集验》等医学专著5部。优越的学习和工作环境使她拥有比我们这一辈更大的成长空间。学习上的系统、实践上的开阔，让她很快成长起来。同为女性，她更容易与女患者沟通，痛经、带下、虚劳、亚健康、子宫肌瘤、宫颈囊肿、卵巢肿瘤、乳腺癌、子宫癌等妇科疑难杂症成为她主攻的方向及长项。不断的追求和努力，使她的医术得到了患者和社会的认可，她不但成为九三学社社员，还当选为淄川区第十二届政协委员。这位在中药香里走出来的中医新秀，向人们展示了我们医院青年女中医的独特魅力。

　　我的第二位弟子王永瑞，在中医这行可谓是峥嵘初露。他自幼受其父亲影响，酷爱中医药，立志成为一名能为患者解除病痛的中医医生。2000年，他以优秀的成绩考入山东中医药大学，8年后取得中医硕士学位。但他并没有像其他同学一样从此脱离临床实践，留校去搞教学研究，或者到公立医院从事医疗工作。为了实现自己年轻时的中医梦，他毅然选择了走传统中医之路，从基础医疗做起，来到在中医药治疗血液病和肿瘤方面声名鹊起的淄博延强医院。进入医院后，他怀着一颗虔诚好学的心，再拜我为师，从传统的望、问、闻、切做起，逐渐将所学的专业知识与临床实践结合起来，成为中医治疗血液病肿瘤方面的骨干，在前来就诊的患者和驻地群众中打响了自己的名气。我也将自己辨证施治、防治结合以及"四防""四心"等方法全部传授，充分发挥他在研究生期间专攻中药、方剂的专长，让其侧重于中医药抗肿瘤中成药的研究。在中医团队的共同努力下，我们很快发现清热解毒、活血化瘀类中药在促进肿瘤细胞凋亡方面有显著效果，我们据此研制出的散结通胶囊、清热散结扶正丸等一系列中成药，经山东省药监局鉴定并批准为抗癌的良药。

　　30多年前，我的弟子袁栋还是一个稚气未脱的毛头小伙子，如今，他已经成长为神情稳重、谈吐儒雅、体态健硕的男子汉，业务上更是从当年的"小学徒"成长为独当一面的业务骨干。按传统中医"师带徒"的传承方式，他从抄写中医处方、拉中药匣子、认中药、称中药、炮制中药等这些最基本的中医技法学起。丰富的中医理论就在这一抄、一拉、一认、一称之中潜移默化地演变成丰富的临床经验，他的医术日益提高，治愈的患者也越来越多。他还以顽强的毅力，完成了北京中医药大学的课程学习。

我的弟子孙崇林，儿时就与我结下了不解之缘。在他六七岁的时候，因为脾胃不好，面黄肌瘦，母亲带着他来找我看病。10年后，他又成了我的学生，从药房抓药开始，记药橱、认药材、做药剂，面对来自全国各地的患者，用精致的小药秤称几百味中药，他每天忙得"不亦乐乎"，尽管常常累得腿疼胳膊酸，但看到患者们拿到药后满意的表情，他与同事们都感到很快乐。最让他高兴是，我在有空闲时给他们传授看病小常识，像如何测血压，如何使用听诊器，还教他们背方歌。在我的带领和鼓励下，他和几位同事积极利用业余时间学习中医药专业知识，跟随我专门聘请来为他们上课的中医同道学习中医中药经典。他先后取得了北京中医药大学专科学历和山东中医药大学本科学历。30多年来，他跟随我侍诊抄方，得到言传身教，诊疗水平不断提高。

我的弟子袁梁是医院的后起之秀。他出身于中医世家，其祖父、父亲均为中医外科医生，其祖父于20世纪50年代时，为当地百姓治疗疖、痈、疽等外科疾病，其父亲在20世纪80年代就是当地小有名气的"土郎中"。受家庭中医气氛的熏陶，袁梁自幼立志成为一名优秀的中医工作者。他在山东中医药大学完成了中医本科的学习后，也加入这个团队，跟随我临床学习，脚踏实地，一步一个脚印，在临床实践中学到了丰富的经验。

在注重院内中医师培养的同时，我也非常关心那些被治愈患者的生活和爱好，倾尽所学，不厌其烦，为他们谋出路。来自河北的韦田，在治愈后喜欢上了中医，专程找到我。我安排他跟我坐诊，在给患者看病时给他讲解医学知识。现在，他已经在北京的一个诊所就业。

水有源，树有根。在我举行拜师仪式的时候，我想到了我的老师们。

我的第一位中医老师叫王凤池。王凤池老师不但人长得精神、看病效果好、讲课水平高，而且字写得潇洒漂亮，菜还做得有滋有味，整个人特别阳光帅气。

1975 年 6 月 24 日，我从淄博第四中学高中毕业，同年 11 月 13 日到淄川医院学医。非常幸运我能够拜淄川医院中医科主任王凤池先生为师，他是淄博市八大名医之一栾明刚的学生。1976 年 6 月，我参加了他主持的中医学习班。那期学习班历时 8 个月，我先后学习了中医基础理论、中药学、方剂学、中医内科学、中医妇科学、中医儿科学。王老师讲课声情并茂，把抽象的中医理论，用日常生活中的一些现象说得非常形象，让我记忆深刻。如脾主运化，胃主受纳，这是中医的一个基本概念，也是中医基础理论课的开篇。他没有照本宣科，而是讲了一个故事。他说，他有一次到一个水库钓鱼，晚上 10 点多的时候，附近的一位居民找他看病，说晚上吃多了腹胀腹痛。他当时没有带针灸的工具，再加上夜深人静也没有什么药品，这可怎么办呢？这让他想到了胃主受纳，也就是说胃是盛食物的一个工具，而脾则需要通过运化把精微物质变化成血液送到人体全身。本来胃的容量是有限的，当超出它的极限之后就不能正常运行。脾主运化，关键就在这个"运"字上。于是他让这位患者的家人拉着他在房前房后来回转20圈，当这位患者转到10多圈的时候，感觉肚子不涨也不痛了。

就通过这么一个故事，他有声有色地把问题说得清清楚楚。

在第二天上课之前，王老师提问脾主运化的两个内容是什么？那时候我18岁，在学习班中年龄最小，加上自己胆小，因此把头埋得很低，就怕老师点名让我起来回答问题。结果老师偏偏点了我的名字，并让我起来讲。当我回答脾主运化水谷之后，怎么也回答不出第二个问题。王老师见我答不出来，不急不躁，缓缓讲出第二个运化水湿的问题，并详细告诉我们，运化水谷是把精微物质变化成气血输送到全身，运化水湿是把人体的代谢物排出体外。

有一次我们同班同学邀请王凤池老师给他父亲看病，我跟王老师一起出诊，当到了这位同学家里之后，王老师详细问诊，号脉看舌，然后开了以逍遥散为主加减的方子。王老师把他看病的思路以及用药的原理给这位患者写在了纸上。我们出门之后，王老师跟我讲："这位患者主要是情志致病，我给他写在纸上的内容他会反复地看，这样做主要是为了打开他的心结。一般情志方面的病，只要方法得当，和患者沟通到位，在没有服药的时候病情就能改善一半。在兵法上讲，攻城者为下，攻心者为上，我们作为医生要二者并用，既要治病又要攻心。"老师的这番话让我深受其益，并传承给我的徒弟们。

王凤池老师写得一手好字，至今在我写的字里边还有他的影子。他还做得一手好菜，色香味俱全，咸淡适中，看后让人非常有食欲，吃起来非常有滋味。有一年春节,他把年菜全部做好了,结果家中有事,他要外出,让我给他看家,当他们回来的时候,他做的年菜我吃了一半。

我的第二位中医老师叫孙君义。

1978 年 3 月 12 日,我参军到了福州军区某团,并担任了一名卫生员。新兵连军训 3 个月后,我参加了团医院组织的中药采集培训班。在这期培训班上,孙君义军医带领我们到了深山老林中,经过 1 个月采集中药材,我学到了很多书本上学不到的东西。

我对这位军医的印象是,他临床实践能力很强,有不懂的问题就及时向当地老百姓和战士中认识中药的南方士兵请教,然后再亲手传授给我们每一位新入伍的卫生员。在他这里,我深刻感受到"不忘初心,方得始终"这句话的道理。

虽然在部队中药采集培训班的 1 个月时间不长,但我的人生却因此深深烙下了印记。当时我整理了厚厚的两本中药标本,可非常遗憾在以后多次搬家中遗失了,但这两个本子却深深印在我的脑海里。

我的第三位中医老师叫高纯汉。

1983 年到 1986 年,我参加了从北京返回家乡的高纯汉老先生举办的中医夜校。他就读于北京四大名医之一施今墨先生创办的华北国医学院,他的针灸水平非常高,张仲景的经方运用得非常好。他给我们讲课的第一个晚上,非常严肃地对我们说,你们当下最急切的就是要把张仲景的学说学好,只有这样才有可能成功救治患者。

我们一共 11 个同学,每当夜幕降临的时候,大家汇集在老师的住处，首先把房间的卫生打扫干净，然后把桌子擦好，最后恭恭敬敬地把一杯水放在老师的跟前。不过这杯水有点特殊，冬天用红参片浸泡，夏天则用西洋参片浸泡。当时，我白天的门诊量在50人左右，每天晚上都是拖着疲惫的身体前去听课的，有时候在课间竟然睡着了，那时候实在是太累了。

在这3年中，高老师带领我们学习了《黄帝内经》《伤寒论》《金匮要略》《温病条辨》四大经典著作，这使我的临床水平有了显著的提高。在这期间，有一位牛皮癣患者，老师给她开的方子是张仲景的大青龙汤，另外在处方中加了乌梢蛇，效果非常好，这使我们更坚定了学习经典的信心。

我的第四位中医老师是刘持年。

1988年10月，我参加了高等教育自学考试中医专业的考试，首先开考的是中医基础理论和中医诊断学2门，我顺利通过。次年第2次考试的科目是中药学和方剂学，因为我从事临床工作多年，自我感觉良好，忽略了复习，结果我的方剂学没有过关。从同学口中我知道了出考题的是山东中医学院方剂教研室刘持年教授，他是淄博市博山区人，我当时就想，我要把坏事变好事，再多学习几遍方剂学，在第3次补考中顺利通过。随着3年6次12门课程的严格考试，我于1992年拿到山东中医学院专科毕业证书。在此期间，非常有幸认识了刘持年教授，从此成为忘年交的好朋友，特别是我在从事血液病及肿瘤的方剂研究工作中，得到了刘老师极大的关心和帮助，我们申请的10个中药制剂，都顺利通过山东省药监局正式审批注册。

刘持年老师给我的印象是严谨认真，一丝不苟。他的衣着非常得体，总是给人以非常板正的感觉。在他身上充分体现出大家风范，值得我们晚辈认真效仿。

韩愈在他的《师说》中说："生乎吾前，其闻道也固先乎吾，吾从而师之；生乎吾后，其闻道也亦先乎吾，吾从而师之。吾师道也，夫庸知其年之先后生于吾乎？是故无贵无贱，无长无少，道之所存，师之所存也。"

通过这次拜师仪式，我想告诉大家的是，正如孔子所说："三人行，必有我师焉。"虽然弟子们以我为师，但在某些方面他们也是我的老师。为师为徒，大家都是为了一个"道"字，具体到医学上，就是要学好本事，更好地为患者服务。

衍强荐方

治疗阴囊潮湿：白矾 10g、蛇床子 30g、苍术 10g，水煎开之后稍微放凉，先熏后洗。

鲁湘父女情

"千里医缘一线牵，医患之情鲁湘连。身体康复成大业，从此诗书传家远。"这是 2021 年 5 月 5 日我在郴州写的几句感言。2021 年五一前夕，应湖南一位白血病康复患者的家人邀请，我携妻子和妻妹夫妇前往参加这位康复患者的婚礼。借助此行，我也有看望那里很多康复患者的望法。

这位结婚的小伙今年 29 岁，在 4 岁的时候不幸患上了急性粒 – 单核细胞白血病（M_4a）。面对无休止的化疗和不可预知的结果，他睿智的父亲带着矿泉水和面包跑到新华书店，经过多日广泛阅读有关书籍，明白了一个道理，一定要寻找中医治疗白血病的方法。当了解到延强医院后，小伙于 1996 年放弃化疗，来到我院服用中药治疗。经过 3 年多的调理后，他终于恢复了健康。2000 年，在他 10 岁的时候，在父亲的陪伴下，参加了我们在青岛组织的血液病、肿瘤康复座谈会。康复后，这个孩子顺利考入大学，大学毕业后又找到非常不错的工作。现在，这位帅小伙终于步入了婚姻殿堂，我发自内心地为他高兴。祝福这对年轻的夫妻一生幸福，白头偕老。

先不说这次湖南之行旅程有多丰富，最值得大书特书的是5月6日患者给我们举行的送行晚宴。因为在那天的晚宴上，出现了让我们谁都没有料想到的一幕。

淄博延强医院湖南微信群的群主叫吴某群，曾经是我的一位患者，如今已经康复多年。她在晚宴致辞时说，自己的母亲40多岁就因病去世了，而自己成家没几年又不幸患了白血病，正在感觉无助的时候，是延强医院的黄院长用中药救治了她。然后，她话锋一转，提出想拜我和妻子路秀会为干爸干妈的想法，并征求在场人的意见。因为事出突然，当时我和妻子都感动了，两人对视了很久，都希望对方给自己一个答案。那时候，在那个房间里，时间好像凝固了，每个人都期待着，期待着一个圆满的答案。

最终的结果顺理成章，我和妻子收下了这个女儿，吴某群重生后多了干爸干妈，我们也多了一个知书达理的干女儿。那一刻，我的眼泪成了奔流的河，再也不想去回避，有幸福的泪，有激动的泪，有祝福的泪，也有感慨的泪。

此时此刻，让我想到自己刚刚当上赤脚医生的时候父亲对我说，当医生就要像对待自己家里人一样对待自己的患者。我那时每天都在村里来回巡视，其中有的人家每天必到，主要是五保户、孤寡老人等。其中有一位烈军属，她的儿子在战场上牺牲了。有一次，我到她家巡访后，这位老人拉着我的手说："衍强呀，你就像我的孩子一样！"我对她说："我就是你的儿子，有什么事你告诉我就行。"我是那么说的，也是那么做的。1981年我从部队复员返乡之后，开了诊所，逐步发展到今天的医院。患者多了，不能像以前一样走乡串户为患者服务，但我的内心却一直把患者放在心上，在看病的过程中，用心与患者交流。对治疗效果不理想的患者，我利用空余时间翻书寻求治疗的方法。在多年的临床实践中，我一直用真情为患者治病，但从来没有想到会像今天这样，做患者的父母。

这次湖南之行，我们在长沙待了4天，第1站就到了我一直向往的岳麓书院。书院中有一个爱晚亭，位于岳麓山风景名胜区内东侧清风峡中。据资料记载，此亭始建于1792年，由唐朝诗人杜牧的著名词句"停车坐爱枫林晚，霜叶红于二月花"而得。我漫步于自然景色和文化气氛浓郁的书院之中，沉浸于山水树荫之间，一洗往日行医带来的疲惫，这是一种放松，一种陶醉，更是一种精神上的康养。

当我们四处寻找书院的时候，无意中遇到一个小门，一个非常不起眼的小门。进入之后，却是别有洞天，由狭小便道突然变成一处好大的院落。定睛一看，景区中的岳麓书院迎面而来。这里的建筑错落有致，布局恰到好处。我们顺台阶而下，细品院墙上的解说，方知朱熹、曾国藩、于右任等许多名人曾在此居住求学。

第二天，我们游览了橘子洲头。这是我们这代人向往的圣地，"恰同学少年，风华正茂；书生意气，挥斥方遒。指点江山，激扬文字……"这几乎是年轻时每个人都会背的诗。在巨大的毛主席石刻塑像前，我们毕恭毕敬地与主席像合影留念。环顾四周的江水美景，再看毛主席的光辉形象，我的心灵得到极大震撼。

作为一名中医人，到了长沙，拜访长沙太守张仲景祠堂是必然要做的事情。在这里，寻古求远，感受医圣的灵气，学习和发扬他"勤求古训，博采众方"的精神，让我更加感受到一种责任：一定要争取救治更多的患者，让求诊的患者走向彻底康复。

五一劳动节这天，我们从长沙乘动车到达郴州，入住苏仙宾馆。第1站到了红色旅游地沙洲村，这里流传着一个真实的故事。1934年，3名红军女战士借宿徐解秀老人家中，临走时，把自己仅有的一床被子剪下一半给老人留下。老人说："什么是共产党员？共产党员就是自己有一条被子，也要剪下半条给老百姓的人。"这半条被子，温暖了整个中国。想想我们这些医生，也一定要设身处地为患者着想，急患者之所急，为患者的康复尽心尽力，只有做到这些，才会受到更多患者的拥戴。

在东江湖风景区，我们搭乘游艇到一个小岛上聚餐，这次经历让我难以忘怀。到了岛上，我们才发现这里真像是世外桃源。这里不但有高低不同的秋千，还有当今流行的网红桥，在树林旁，有许多吊铺供游客休息，城市里的卡拉OK设备、乒乓球台等，在这里应有尽有。让我最开心的是看到店主人的妻子上山逮鸡，当捕捉到猎物后往回走的路上，主人妻子那会心的笑容，像是一幅温馨的画。店主人拿起鱼网到江中捞鱼，我一直跟在他的后面看如何抓鱼。餐桌上的菜都是店主种的，没有用过化肥和农药。我们一行9人，有唱歌的，有在网红桥上游走的，有荡秋千的，有在吊床上看书的，就像走进了游乐场。喝着店主酿制的米酒，吹着山风，听着鸟叫，闻着花香，眼望碧波荡漾湖面上的游船，大家开怀畅饮。

酒足饭饱之后，稍事休息我们便开始返程。在车上，同行的康复患者谈起了患病的经历。黄某香女士现在已经康复13年。她在化疗到第3次的时候，身体状况儿近崩溃，家中经济无力支撑。在化疗无望之后，她偶然看到我写的《白血病患者的新生之路》一书，并用30多个小时彻底读完了这本书，坚定了服用中药的信心。她认真坚持治疗，5年后治愈。宋某苗女士家在株洲，听说我们到了郴州之后，她和丈夫一同赶到我们居住的宾馆。王某英女士家在郴州，与宋某苗一样，化疗3个疗程之后，开始服用我们的中药，现在都安全过了5年，达到临床治愈。她们在诉说康复经历的过程中，充满了对中医药的无限感激。

5月6日傍晚，热情的湖南患者为我们专门举办了送行的晚宴，就是在这次晚宴上，出现了吴某群认干爸干妈的动人一幕。

医患一家亲，时间久了就成了亲人。这样的真情实意，这样的感人场面，让我记一辈子。

衍强荐方

治妊娠呕吐方：灶心土30g、法半夏10g、陈皮10g、茯苓15g、生姜10g，水煎服，每天2次，早晚各1次。

治冻疮五法：

1.取干红辣椒100g，切碎置高压锅内，加水适量，待出气后关火，将辣椒水倒入盆中，趁热将患处浸入辣椒水中10～15分钟，连用4～5次，冻疮可愈。

2. 将洗净的茄根 150～250g 置锅内，加水 1200～2500mL，煮沸。滤去茄根，留取滤液，待温，每晚睡前以此药液浸洗冻疮患处，连续浸洗 3～5 天。

3. 取当归、肉桂各 60g，红花、花椒、干姜各 30g，樟脑、细辛各 15g，加 95% 酒精 1000mL，浸泡 7 天。用时取药液涂患处，再按揉 5 分钟，每日 2 次。

4. 取紫草、芦根各 100g，加水 1500mL，煎至 1000mL 后，滤出煎液，浸泡患处，每天 3～5 次。

5. 取红花 30g，菖蒲 50g，以 60 度以上的白酒浸泡 7 天后过滤取药液，以药液涂于未溃烂之冻疮处，每天 3～4 次。

后记

　　我们医院的李主任曾经说，他到海边的时候，几乎每次都会遇到赶海的人。起初，他并不知道这些人是在寻找什么，在他的印象里，每天退潮后大海留给海边的都是一些毛毛草草，各种各样的藻类生物堆积在一起，里面甚至夹杂着渔民丢弃的瓶瓶罐罐。他想，这里面又会有什么值得这么多人前来捡拾的东西呢？

　　后来，他问一位生长在海边的村民，大家到底是在捡什么？那位村民说："你别小看这些毛毛草草，这可都是宝贝。有的人在里面捡拾海毛草，海毛草可以用来包蒸包；有的人是在挑选牛毛菜，牛毛菜晒干水煮后可以做海凉粉；有的人专捡裙带菜，也有的人专捞海带；最懒的人啥也不挑，专门捞大家剩下的这些像菠菜一样的东西，量多好晒，捞上来直接在海边晾晒，风一吹很快就干了，这些

214

就是海藻类植物，加工后可以做海苔，不加工也可以直接做饲料。"最后，这位渔民还特意加了一句："这些可都是野生的！"

李主任说，听他这么一讲，再到海边看这些赶海的人，感觉立刻就不一样了。他们哪里是在捞海，他们都是一些美食家、艺术家。这里的毛毛草草经他们这么一挑一捡一分类，立刻变得身价倍增。在没有整理《我的中医人生》之前，我也一直把以前写的文章当成了这样的海草。虽然一直都希望把自己行医以来所写的文章编辑成书，但总感觉无处着手。后来在李主任的提示下我开始给文章分类，像赶海人一样在这些杂草中挑选需要的东西，然后再统一修改。把这些纪实作品归纳为《我的中医人生》，把一些随笔性的文章归纳为《杏林飘香》等。

我的专业是中医，但我的爱好是写作。在搞好专业工作之余，静下心来书写一下自己内心的感受，不但有利于缓解心情，也是对专业的一种促进。尤其是接触的病人多了，接触的各种疑难杂症多了，有了写作这种爱好，不但可以清楚地将特别的病例记录下来，将各种治疗经验和教训总结出来，还可以聊发感慨，启迪后来者和患者。

在《我的中医人生》付梓之前，癸卯春节刚过，我光荣入选2022年度山东省基层名中医。然而，回望自己走过的从医之路，从一名普通的赤脚医生到晋升为主任中医师，再到入选山东省基层名中医，这一路走来并不容易。静下心来回头想想，再过两年，我的行医履历已经有五十年了。半个世纪的青囊之旅，虽然常被患者赞誉为"杏林春暖""悬壶济世""仁医仁术"，但其中的甘苦自知。这部《我的中医人生》的正式出版，正好弥补了我情感上的一处空白。虽然行文粗糙，但却真实，希望能为读者带来一定的感悟。

　　每篇文章后面的"衍强荐方"，有的参考了同行的处方，其出处不好·　列举，在此一并表示感谢。

黄衍强

2023 年 4 月 8 日